教育部职业教育与成人教育司推荐教材
全国卫生职业院校规划教材

供护理、涉外护理、助产等专业使用

中医护理基础

（第三版）

主　编　李正安

副主编　王跃丰　董　红

编　者　（按姓氏汉语拼音排序）

白　洁　（四川省卫生学校）

陈应娟　（茂名市卫生学校）

董　红　（兴安职业技术学院医学护理学院）

李正安　（长沙卫生职业学院）

林柳艺　（梧州市卫生学校）

刘　刚　（重庆市医药卫生学校）

王健红　（广西医科大学附设护士学校）

王　萍　（朝阳市卫生学校）

王　燕　（红河州卫生学校）

王益平　（泸州医学院附属中医医院）

王跃丰　（长治卫生学校）

科学出版社

北　京

内 容 简 介

　　本书是教育部职业教育与成人教育司推荐教材及全国卫生职业院校规划教材之一。全书内容共分为12章,包括绪论、阴阳五行学说、藏象、经络、病因病机、病情观察、辨证、治疗原则与养生、中药方剂基本知识、中医一般护理、针灸疗法及护理、推拿疗法及护理等内容。主要论述了中医护理学的基本理论和基本技能。内容简洁生动,图文并茂,版式新颖,每章后附小结和自测题。书中穿插护理观察案例及拓展相关知识的链接,以及全国护士资格证考试的考点提示。书后附有中医护理基础的教学大纲,可供使用者作教学参考。另配有PPT课件,可在科学出版社网站下载,方便教学。

　　本书可供护理、涉外护理、助产等专业使用,也可以供临床护士作为参加全国护士资格考试的培训教材使用。

图书在版编目(CIP)数据

中医护理基础／李正安主编．—3版．—北京:科学出版社,2012.5
教育部职业教育与成人教育司推荐教材·全国卫生职业院校规划教材
ISBN 978-7-03-034168-6

Ⅰ．中… Ⅱ．李… Ⅲ．中医学-护理学-医学院校-教材 Ⅳ．R248

中国版本图书馆 CIP 数据核字(2012)第 105317 号

责任编辑:许贵强　丁海燕／责任校对:钟　洋
责任印制:赵　博／封面设计:范璧合

科学出版社 出版
北京东黄城根北街16号
邮政编码:100717
http://www.sciencep.com

北京天时彩色印刷公司 印刷
科学出版社发行　各地新华书店经销

*

2004年 8 月第 一 版　　　开本:787×1092 1/16
2012年 5 月第 三 版　　　印张:10 1/4
2015年12月第十六次印刷　　字数:239 000

定价:24.00元
(如有印装质量问题,我社负责调换)

前　言

　　《中医护理基础》是教育部职业教育与成人教育司推荐教材及全国卫生职业院校规划教材之一。经过几年的使用,在教育部职成教司、职业教育中心研究所和卫生部科教司、医政司以及中华护理学会的指导下,我们对本教材进行了全面的修订和完善。

　　第三版《中医护理基础》全书内容分为中医学基础理论、中医护理理论与养生、中医护理技术、养生三部分。主要包括绪论、阴阳五行学说、藏象、经络、病因病机、病情观察、辨证、治疗原则与养生、中药方剂基本知识、中医一般护理、针灸疗法及护理、推拿疗法及护理等,内容更加丰富。

　　本教材在第二版的基础上做了如下改进:①删除了属于中医护理专业的知识内容,如第6章常见病症护理,第7章护理表格与护理病历书写;②删除了专科性较强的中医疗法及护理,如第5章的放血法,中药保留灌肠和中药离子导入法等;③注重中医学知识的系统性以及初学中医的学生对中医学的完整理解和掌握,增加了中医学基础理论的内容,如阴阳五行、藏象、经络、病因病机、诊法、辨证等;④增加了中医养生的内容;⑤研究护考大纲,增加了"考点"知识内容,如每一章节的有关内容后增加了"考点"内容;⑥增加了实践指导,重视学生动手能力的培养,体现了教材的系统性、实用性和实践性。

　　本教材在修编过程中,得到长沙卫生职业学院领导的大力支持,得到科学出版社和各修编院校领导同仁的帮助和支持,在此谨致真诚的感谢!同时感谢上一版编者邓尚平、黄萍、姜晓君、蒋志娟、李明今、李位昌、马秋平、沈济人、施南华、王广、王洪权、杨磊、姚兰、周琦等所做的工作。本教材第三版为湖南省教育科学"十二五"规划2011度课题的研究成果。

　　本教材虽经参编人员努力,然因水平和时间有限,书中难免存在不足之处,敬请广大读者提出宝贵意见,以期修订、补充提高。

编　者

2012 年 3 月

言　　例

目　　录

第1章

绪　论

中医护理学是中医的重要组成部分,它以中医理论为指导,运用中医护理理论和护理技术,结合预防、保健、康复等医事活动,对老、弱、病、残实施护理,为保障人民健康的一门应用学科。

第1节　中医护理学发展简史

中医护理学的发展,同中医学的发展史一样,历经了漫长的历史阶段。由于历史和社会的原因,生活条件的限制,古代中医护理一直没有成为一门独立的学科,古代中医也没有能形成专门的护理队伍,在相当长时期里,中医学医、药、护不分家,历代医家必集医、药、护三方面的经验知识于一身。有关中医护理理论,方法和经验的论述大量散载于历代中医的文献之中,有许多内容对现代护理仍有借鉴和指导意义。

一、中医护理的起源——远古时代

自从有了人类,就有了疾病,就有了医事活动与护理。远古时代,我们祖先在生产和生活实践中,积累和创造了早期的护理知识和经验。如用树叶、兽皮遮体避寒防邪;为躲避野兽袭击和狂风暴雨,构木为巢等,这就是早期的生活护理。远古的先民,因劳动间的意外伤害以及部落间的械斗中体表受伤后,常用泥土、苔藓、草茎、树叶等涂裹伤口,以止血、止痛,这就是早期的外治护理。为了生存,先民们在挖取植物根茎,采集野果、种仁的实践中,逐渐懂得了如何减少中毒和误食,这就是早期的饮食护理。

总之,在远古时代恶劣的自然环境下,先民们为生存下来所采取的一些最简单的保护自身的措施,形成了人类最早的医药卫生保健。当他们有目的地实施这些预防疾病和康复方法时,即具有了中医护理的萌芽。

二、中医护理的形成——夏商至秦汉时期

夏商至秦汉时期,随着社会生产力和文化的发展,中医学理论体系逐步形成,中医护理学也得到相应的发展。

夏商时代,人们在日常生活中开始讲究个人卫生,有了洗脸、洗手、洗澡的习惯。

周代更是将"食医"(即营养学医师)列为宫廷医师之首,并有以"五谷"、"五味"、"五药"调护身体和治疗疾病的记载,说明当时已经开始重视饮食调护以及饮食在治疗疾病中的作用。

战国至秦汉时期成书的《黄帝内经》是现存最早的中医学理论著作,全面总结了秦汉以前的医学成就,系统地阐述了人体的生理、病理、诊断及治疗,特别是从不同的侧面论述了中医护理各个方面的理论和技术。饮食护理方面,《黄帝内经》(简称《内经》)较为详细地论述了饮食护理的具体内容,如指出"谷肉果菜,食养尽之,无使过之,伤其正也。"强调饮食应有所节制,否则

也会损伤正气。并提出了五脏病变的饮食禁忌,如"肝病禁辛,心病禁咸,脾病禁酸,肾病禁甘,肺病禁苦"等内容。生活起居方面,《内经》提出四时起居养生的规律,如强调"圣人春夏养阳,秋冬养阴";春夏应"夜卧早起",秋季当"早卧早起",冬季须"早卧晚起"。情志护理方面,《内经》认为不良的情志刺激能影响内脏,诱发或加重疾病,提出"怒则伤肝,喜则伤心,思则伤脾,悲则伤肺,恐则伤肾"。《内经》还强调了接诊和护理患者时,要态度和蔼,耐心说服开导,消除患者对疾病的恐惧。《内经》还提出了以情胜情的护理方法,即悲胜怒,恐胜喜,怒胜思,喜胜忧,思胜恐。中医临床护理方面,《内经》论述了某些病症的护理要点。如肺病禁寒饮、寒食、寒衣;强调了消渴病中消证的饮食与服药禁忌。中医护理操作技术方面,《内经》提出了针刺、灸法、推拿、导引、热熨等护理操作技术,是至今临床护理中仍常用的中医护理操作技术。

东汉末年,张仲景的《伤寒杂病论》开创了中医辨证施护的先河。书中介绍了很多辨证施护的内容,对煎药方法,服药的注意事项,观察服药后的不同反应,处理方法以及饮食宜忌等,论述十分详细。护理操作技术方面,书中论述了多种给药方法及护理,如熏洗法、烟熏法、含咽法、点烙法、坐药法、滴耳法、药物灌肠法等。急救护理方面,书中记载了许多急救护理的具体措施,如救溺死法,救猝死法,而书中自缢者的抢救方法类似现代的心肺复苏。饮食护理方面,提出了五脏病食忌,四时食忌,冷热食忌,妊娠食忌及合食禁忌等。同时代的名医华佗模仿虎、鹿、猿、熊、鸟五种动物姿态创编的"五禽戏",开创了我国体育保健的先河,它将体育与康复结合,对某些疾病的康复提供了护理方法,属于早期的康复护理方法。

三、中医护理的全面发展——晋唐至明清时期

晋唐至明清时期,随着中医学理论与医学专科化的发展,中医护理理论,特别是中医专科护理的内容,中医护理操作技术都得到进一步的充实和完善,总结出了大量专科护理的经验。中医护理进入了全面发展时期。

东晋葛洪《肘后救卒方》中,广泛涉及了护理内容,对临床各科提出了护理要求。书中记载了大量的针刺、艾灸及熨法等护理操作技术,首创了口对口吹气法抢救猝死患者的复苏术,留下了有关内伤大出血者护理的内容。

隋代巢元方等编著的《诸病源候论》中大量记载了内外科、妇儿科等方面疾病的日常护理方法。如指出肠吻合术后"当作研米粥饮之,二十余日,稍作强糜食之,百日后乃可进饭耳。饱食者,令人肠痛决漏"的饮食护理方法。并提出孕妇要注意精神调养与饮食护理的方法。唐代名医孙思邈所著《备急千金要方》中,对中医护理原则,临床各种的护理与食疗等内容作了详细的叙述。孙氏特别重视妇科、儿科疾病的护理,对妇女妊娠养胎,用药护理、分娩及产后的护理、孕产妇心理护理等方面提出了具体要求。如认为孕妇宜"居处清静",要"调心神,和性情,节嗜欲"等,以及要注意饮食禁忌。关于产后护理方面,强调"妇人产后百日已来,极须殷勤,不要纵欲犯触及便行房"。对小儿特别阐述了新生儿的断脐、哺乳、口腔护理、婴儿的沐浴、衣食等方面的操作方法和步骤。孙氏首创的"葱管导尿术"治疗尿潴留患者的方法,是世界医学史上最早的导尿方法,比法国医生发明的橡皮管导尿术要早1200多年。书中还详细介绍了蜡疗法、热熨法、疮疡切开引流术,井水和空气消毒技术,换药术等护理操作技术。

宋金元时期中医学的发展,丰富了中医护理的内容。如宋代许洪的《指南总论》里,记载了许多服药后护理的内容。金元四大家之一的"补土派"李东垣重视脾胃的调养和护理,主张有病无病均需饮食调养。"滋阴派"朱丹溪重视情志护理,并且大量论述了老年人的保健护理及疾病中的饮食调护原则。如"日节饮食",宜食"谷、蔬、菜、果"等食物,不宜多食、偏食厚味食物以防

"助火"。"攻下派"张从正,在《儒门事亲》中,记载了早期使用坐浴疗法治疗脱肛的护理方法。齐德之的《外科精义·论将护忌慎法》一文,是最早的中医外科护理的专篇。书中介绍了护理人员应具有的素质、疮疡患者的饮食禁忌、精神调养方法等,以及贴敷法,灸疗疮肿法等中医外科护理操作技术。杨子建在《十产论》中,详细记载了各种难产,如倒产、横产等以及助产方法。

明代著名医药学家李时珍曾指导弟子、患者家人对患者实施护理。并在《本草纲目》中详细论述了中医用药护理,饮食护理及注意事项。清代钱襄的《侍疾要语》是我国最早关于中医养生护理方面的专著。书中对生活起居护理,饮食护理,老年患者的护理做了全面的论述。如强调护理患者时"放帐卷帐缓则不生风,放勾以手握之,勿嘎床柱,揭被盖被,披衣解衣缓则不生风",认为"至亲问疾,每至床前,须先吃惊其说吉祥语,或其人为病人所厌见者,须婉谢之,勿令进房"等的护理原则。该书言简意赅,切合实用,具有重要的参考应用价值。

四、中医护理发展的鼎盛时期——中华人民共和国

中华人民共和国成立后,在党的政策指导下,中医事业蓬勃发展,中医医院及中医研究机构相继建立,中医护理工作开始得到重视。中医护理逐渐成为一门独立学科,日趋完善。

中医护理的专业教育与在职教育已初具规模。自1958年南京中医院率先开办中医护士学校,许多省市陆续开办了中医护理培训班。部分大专本科院校也开设了中医护理课程。1985年,北京中医学院创建了中医护理系,开始招收中医护理大专生。中医护理教育迅速发展,在全国范围内已逐步形成多层次、多渠道、多形式的中医护理教育体系,为社会培养了大批中、高级中医护理专业人才。

中医护理学术活动与科学研究蓬勃开展。自1984年"中医、中西医结合护理专业委员会"成立后,在学会的组织与领导下,开展学术交流活动,学术水平不断提高,学术研究日益深入,中医护理理论更加系统,内容更加完善。开始从不同角度,对中医护理的内涵、概念、模式等进行了深入的探讨。大量的中医护理科研论文,各种专著,不同层次的中医护理教材相继出版。对中医护理理论体系的健全和完善,作出了巨大的贡献。

中医护理已越来越受到国际护理界的关注。欧洲、美洲、亚洲等国家的护理代表团对我国的中医护理工作进行了参观和考察。

中医护理汲取现代护理学的新观点、新观念、新技术,形成的具有中医特色的护理学科,将为人类的健康保健事业作出新的贡献。

第2节　中医护理学的基本特点

中医学的基本特点:一是整体观念,二是辨证论治。中医护理学理论体系的基本特点:一是整体观念,二是辨证施护。整体观念属于中医学和中医护理理论体系的指导思想,辨证施护属于中医护理理论体系的基本原则。

考点: 中医学的基本特点

一、整体观念

整体,即指统一性和完整性。整体观念是指人体自身的统一性、完整性及其人与自然、社会环境之间的整体联系。中医护理理论体系中的整体观念,具体表现在以下几个方面:

（一）人体是一个有机的整体

中医护理理论体系整体观念认为,人体是以五脏为中心,通过经络的沟通,将构成人体的脏腑、形体、五官九窍、四肢百骸以及情志活动联结,形成心、肝、脾、肺、肾五大系统。它们在

结构上不可分割,功能上相互为用,生理上相互联系,病理上相互影响。五大系统之间的这种相互促进与制约的协调作用,维持着机体的动态平衡,共同维持了人体生命活动的正常进行。

病理上,若脏腑有病,可反映在相应的形体官窍。如"肝开窍于目",肝的病变可以反映于目。若肝(阴)血不足,可见两目干涩,视物模糊;若肝火上炎,可见目赤肿痛。因此,中医临床护理患者时,不能单纯只关注患者局部的病变,同时要兼顾护理患者相关联的脏腑、经络或官窍。

(二)人与自然环境的统一性

自然环境是人类赖以生存的必要条件。中医护理理论体系整体观念认为,人与自然环境息息相关,人体的生理功能和病理变化一定会受到自然环境的影响,即人与自然也是一个不可分割的有机的整体。如春温、夏热、秋凉、冬寒的一年四季气候变化,会直接或间接地影响人体。受其影响,人体通过生理功能的调节来适应这种变化,以保持身体健康。如夏季炎热,人体腠理开泄,以汗出散热来适应;冬季寒冷,人体腠理致密,以少汗保温来适应。因此,中医临床护理患者时,要注意观察患者的个体差异,所处的自然环境,而采取不同的护理措施,以减轻或防止自然环境对人体健康带来的不良影响。

(三)人与社会环境的统一性

人有自然属性和社会属性。中医护理理论体系整体观念认为,人生活在社会环境中,人体生命活动与健康状况一定会受到社会环境的影响,即人与社会同样是一个统一的、相互联系的有机整体。社会环境中的政治、经济、文化、宗教、法律、婚姻、人际关系等诸多因素,必将对人体产生相应的生理、心理变化和病理改变,以维持人体生命活动的平衡与协调。一般而言,良好的社会环境,有利于身心健康;而不良的社会环境,能使人精神抑郁,影响或危害身心健康。因此,中医临床护理患者时,不但要做好患者本身的护理,更要关注患者所处的社会环境、心理状况、情志变化,并给予相应的指导。

二、辨 证 施 护

中医护理理论与现代护理学知识相结合,将中医学辨证论治运用于中医护理理论中,形成了中医护理理论体系中的又一基本特点——辨证施护。

辨证施护分为"辨证"与"施护"两部分。所谓"辨证",指运用中医学理论,将望、闻、问、切四诊所收集的有关病史、症状、体征等资料,进行分析、综合、概括,诊断为某种性质的证;所谓"施护",指根据辨证的结果,确立相应的护理措施与护理方法。辨证是确定护理方法的前提和依据,施护是辨证的最终目的,也是检验辨证正确与否的手段。

中医护理的辨证施护与辨病施护、对症施护不同。因为,中医护理理论中病、症、证三者的概念是不完全相同的。

病,即疾病,指具有病因、病机、发病形式、变化规律以及转归、预后的一种完整的病理过程。如感冒,肺痨,消渴等。

症,指疾病的外在表现,包括症状和体征。症状,是患者异常的主观感觉或行为表现,如鼻塞、恶心呕吐、眩晕等。体征,是患者客观的表现,一般是医生诊察患者时发现的异常征象。如面色㿠白,舌质淡白,舌苔黄,脉细数等。症状和体征是疾病过程中个别的、孤立的现象,同一症状可由多种不同的病因引起,或出现在不同的疾病中。孤立的症状和体征不能完全反映疾病的本质,因此,不能成为治疗的依据。

证,即证候。证是指机体在疾病过程中某一阶段或某一类型的病理性概括。它包括疾病的部位、疾病的原因、病变的机理、病性、邪正之间的关系以及影响疾病的因素。它由一组相对固定,又有内在联系的症状和体征组成。因此,"证"比"症"更能全面、深刻、准确揭示疾病的本质,是临床确定治法、处方用药的依据。如"消渴"所表现的肺热津伤证,胃热炽盛证,肾阴亏虚证等。

辨证施护作为指导中医临床护理的理论依据,具体运用时又有"同病异护"与"异病同护"的不同。所谓"同病异护",指对同一疾病在不同的发展阶段,或不同的个体体质差异会表现出的不同的证候,证候不同,则疾病的本质不同,从而采取不同的护理措施与护理方法。如泄泻,有寒湿泄泻与湿热泄泻的不同,若见腹痛肠鸣,泻下清稀,口淡不渴者,当辨为寒湿泄泻,宜采用解表散寒化浊的护理原则与方法;若见腹痛肠鸣,泻下急迫,粪色黄褐而臭,心烦口渴,肛门灼热者,当辨为湿热泄泻,宜采用清热利湿的护理原则与方法。

所谓"异病同护",指不同的疾病而出现了相同的证候,证候相同,则疾病的本质相似,从而采取相同的护理措施与护理方法。如脱肛、胃下垂、子宫下垂疾病,临床表现同为中气下陷证时,则均可采用益气升提的护理方法。

董奉与杏林

三国时期名医董奉,在庐山行医时从不索取诊金,治愈小病,请病家栽种杏树一棵,治愈重病,请病家栽种杏树5棵。数年之后,杏树郁郁葱葱成林。待到杏子成熟,董奉又将杏子变卖换成粮食,用以赈济贫苦人家,或旅行在外遇到困难之人。后人因此常用"杏林春暖"来感谢医生即源于此。"杏林"也成了我国中医学界的代称。

中医护理理论体系形成于夏商周至秦汉时期。《黄帝内经》是现存最早的中医学理论著作,张仲景《伤寒杂病论》开创了中医辨证施护的先河。古典医籍为中医护理理论体系的形成和发展奠定了基础。中华人民共和国成立之后,中医护理学才发展成为了一门独立的学科。

中医学的基本特点:一是整体观念;二是辨证论治。中医护理理论体系的基本特点:一是整体观念;二是辨证施护。

自测题

A_1 型题

1. 现存最早的医学理论著作是(　　)
   A.《伤寒杂病论》　　B.《黄帝内经》
   C.《备急千金要方》　D.《肘后救卒方》
   E.《外科精义》

2. 开创了中医辨证施护先河的医学家是(　　)
   A. 孙思邈　B. 华佗　C. 张仲景
   D. 李时珍　E. 钱襄

3. 最早关于中医护理方面的专著是(　　)
   A.《本草纲目》　B.《黄帝内经》
   C.《诸病源候论》　D.《侍疾要语》
   E.《备急千金要方》

4. 世界医学史上最早的"葱管导尿术"创立于我国哪个朝代(　　)
   A. 秦汉时期　B. 唐朝　C. 明朝

   D. 清朝　　　E. 宋朝

5. 下列哪位医学家创立了"五禽戏",开创了我国体育保健的先河(　　)
   A. 张仲景　B. 华佗　C. 孙思邈
   D. 齐德之　E. 巢元方

6. 中医学的基本特点是(　　)
   A. 强调人与环境的的密切关系
   B. 整体观念与辨证施治
   C. 辨证和论治密不可分
   D. 强调人体是一个有机的整体
   E. 强调"同病异护"和"异病同护"

7. 辨证论治中"论治"的依据主要是(　　)
   A. 病性　　B. 病因　　C. 病位
   D. 辨证结果　E. 邪正关系

(李正安)

第2章

阴阳五行学说

　　相传在远古时候,天地形成之前,宇宙一片混沌,盘古开天地将混沌一分为二,天为阳,地为阴。有了天地之后,在阴阳二气作用的推动下孳生、发展和变化出了以木、火、土、金、水五种基本元素为代表的物质世界。这五种物质相互资生、相互制约,处于不断的运动变化之中,并逐渐形成了古代朴素的唯物论和自发的辩证法思想——阴阳五行学说。

　　阴阳五行学说是古人用以认识自然和解释自然的一种世界观和方法论,是朴素的唯物论和辩证法思想,属于中国古代哲学范畴。中国古代的阴阳、五行学说贯穿于中医理论体系的始终,是中医理论体系密不可分的重要组成部分。

第1节　阴阳学说

　　阴阳,是中国古代哲学的一对重要范畴。古代劳动人民在长期生活实践中,对自然界运动变化状态进行观测、归纳、抽象,进一步认识到自然界的一切事物和现象都具有相互对立的阴阳两个方面,并且用阴阳的属性及其运动变化规律来认识自然、解释自然、探求自然规律,便形成了阴阳学说。《黄帝内经》始将阴阳与医学理论结合,用来阐释天人之间的关系,人体脏腑的生理功能、病理变化,指导临床诊断、治疗和护理等医学问题,形成了具有中医特色的阴阳学说。

一、阴阳的基本概念

　　阴阳,是对自然界相互关联的事物或现象对立双方属性的概括。阴阳最初的含义是指日光的向背而言,即向日光者为阳,背日光者为阴。后来人们将阴阳的含义引申到自然界中用**考点:阴阳**以阐释所有对立统一的事物或现象。它既可以代表两个相互对立的事物和现象,也可以代表**的概念**同一事物内部所存在的相互对立的两个方面。如动与静是两种相互对立的现象,则动为阳,静为阴;而上与下是同一事物相互对立的两个方面,则上为阳,下为阴。一般地说,凡是运动的、外在的、上升的、温热的、无形的、明亮的、兴奋的、功能的都属于阳的范畴;凡是静止的、内在的、下降的、寒冷的、有形的、晦暗的、抑制的、物质的都属于阴的范畴。

　　事物和现象的阴阳属性具有普遍性、相对性和可分性三个特性。所谓普遍性是指自然界一切事物或现象都可以用阴阳的各自属性加以概括说明,如动与静、水与火、上与下等;相对性是指各种事物或现象的阴阳属性不是一成不变的,而是在一定条件下可以转化,如热证可转化为寒证,寒证可转化为热证等;可分性是指阴阳中又可分阴阳,阴阳具有无限可分性,如上午为阳中之阳,下午为阳中之阴。

阴阳不是迷信

在一些人眼里,阴阳就是故弄玄虚的玄学,是封建迷信的代名词。其实,这是一种误解。"阴阳"是古人观察到的自然界中各种对立又相关联的自然现象,以哲学的思维方式所归纳出的概念。阴阳理论已经渗透到生活的方方面面。如日历,农历称为阴历,公历称为阳历;在物理学中的电极,负极称为阴极,正极称为阳极;在化学中的离子有阴离子和阳离子;在临床体格检查中有阴性体征和阳性体征……

由此可见,阴阳本身只是作为相对的概念,用来区分事物的属性。只要我们正确理解阴阳的概念,就不会将阴阳与迷信混为一谈了。

二、阴阳学说的基本内容

阴阳学说的基本内容,包括对立制约、互根互用、阴阳消长、阴阳转化四个方面。

(一)对立制约

对立制约,是指一切相关联的事物或现象,都处于相互对立的状态中,并在此状态中相互制约着对方的发展。如寒与热、水与火,再如人体的兴奋与抑制,饮食物的吸收与糟粕的排泄,肺脏所进行的呼和吸,脾胃消化功能中的升清与降浊等,只有这样,机体才能维持正常的生理状态。

(二)互根互用

互根,是指阴阳双方,是互为根本,相互为用的。即阴或阳的任何一方都不能脱离对立的另一方而单独存在,阴阳双方都以对方的存在为自己存在的前提。如上为阳,下为阴,没有上也就无所谓下;热为阳,寒为阴,没有寒也就无所谓热等。互用,指阴阳双方有相互资助,促进对方势力发展壮大的关系。如人体内气无形属阳,血有形属阴,气能生血、行血,血能载气、养气,故又称"气为血之帅,血为气之母"。

(三)阴阳消长

消,即削弱、减少;长,即壮大、增加。阴阳消长,是指阴阳双方不是一成不变的,而是始终处于"阴消阳长"或"阳消阴长"的运动变化之中。事物就是通过阴阳双方的消长关系,保持阴阳双方的相对平衡,以维持事物的正常发展和变化。例如一年四季的气候变化,由冬至春及夏,气候由寒逐渐变热,是一个"阴消阳长"的过程;由夏至秋及冬,气候由热逐渐变寒,又是一个"阳消阴长"的过程。就人体而言,各种功能活动(阳)的产生,必须要消耗一定的营养物质(阴),这就是"阳长阴消"的过程;而营养物质(阴)的产生,又必然消耗一定的能量(阳),这就是"阴长阳消"的过程。

阴阳的消长,维持着人体正常的生命活动。如果这种"消长"运动超过一定的限度,就会破坏人体阴阳相对平衡而导致疾病。

(四)阴阳转化

阴阳转化,是指阴阳对立的双方,在一定条件下,可以各自向其相反的方向相互转化,即阴可以转化为阳,阳可以转化为阴。阴阳转化主要是指事物或现象的阴阳属性的改变,如一年四季气候的变化,当"冬至"时则寒甚至极而阳气生,气候逐渐转暖,当"夏至"时热甚至极而阴气生,气候逐渐转凉。又如某些急性热病,因热毒极重,耗伤正气,在持续高热时,可突然出现虚脱,四肢厥逆,体温下降,面色苍白等阳气暴脱的危象,即属于由阳证转化为阴证;此时,若抢救及时,处理得当,机体正气恢复,四肢转温,阳气渐生,色脉转和,病情又可转危为安。

阴阳转化必须具备一定的条件,即《素问·阴阳应象大论》中所谓"重阴必阳,重阳必阴"。阴阳转化实际上是阴阳的消长运动发展到一定阶段,使事物的阴阳属性发生了由量变到质变的结果。

考点: 阴阳学说的基本内容

三、阴阳学说在中医学中的应用

案例2-1

患者,男性,24岁,以咳嗽、咳痰3天为主诉就诊。自诉3天前受凉后咳嗽气急,咽喉痛,并伴有恶风发热,头痛,周身不适,鼻流黄涕,逐渐出现咳痰黄稠,咳嗽频剧。诊其脉浮数,舌红苔薄黄。

问题: 本病证属阴证还是阳证?

阴阳学说渗透于中医学的各个方面,用来说明人体的组织结构、生理功能、病理变化、指导临床诊断、治疗与护理。

(一)说明人体的组织结构

人体是一个有机的整体,它的组织结构可以用阴阳两方面来加以概括说明(表2-1)。

表2-1　人体组织结构的阴阳划分表

类别	人体部位	人体内外	脏腑	气血	经络分布
阴	下部、腹部	体内	五脏	血	四肢内侧
阳	上部、背部	体表	六腑	气	四肢外侧

(二)说明人体的生理功能

阴阳学说认为人体正常的生理活动,是阴阳两个方面保持对立统一的协调关系的结果。以功能与物质为例,功能属阳,物质属阴,物质与功能的关系就是对立统一关系的体现。人体的生理功能是以物质为基础的,没有物质就无以产生生理功能,而生理活动的结果,又不断促进物质的新陈代谢,人体功能与物质的关系也就是阴阳相互依存、相互制约、相互消长的关系。

(三)说明人体的病理变化

阴阳学说用来说明人体的病理变化,是因为致病因素作用于机体,破坏了阴阳的动态平衡,出现阴阳偏盛或偏衰的结果。

1. **阴阳偏盛**　包括阴偏盛和阳偏盛,是阴或阳的一方高于正常水平的病理状态。阴阳偏盛的特点是,阴或阳中一方偏盛,另一方正常。临床表现中的病理特征是"阳盛则热,阴盛则寒"。

(1)阴偏盛:即阴胜,是阴寒之邪侵袭人体使机体阴寒亢盛所致的病理状态。临床表现为恶寒,无汗,全身冷痛,脉紧等症状。

(2)阳偏盛:即阳胜,是阳热之邪侵袭人体使机体阳气亢盛所致的病理状态。临床表现为发热,汗出,面赤,口渴,脉洪数等症状。

2. **阴阳偏衰**　包括阴偏衰和阳偏衰,是阴或阳低于正常水平的病理状态。临床表现中的病理特征是"阴虚则热,阳虚则寒"。

(1)阴偏衰:即阴虚,是机体阴液亏虚,无力制约阳所致的病理状态。机体阴液不足,导致阳相对偏盛。临床表现为五心烦热,盗汗,舌红少津,脉细数等虚热症状。

(2)阳偏衰:即阳虚,是机体阳气虚弱,不能制约阴所致的病理状态。机体阳气虚弱,导致阴相对偏盛。临床表现为形寒肢冷,面色㿠白,舌淡,脉沉迟无力等虚寒症状。

（四）用于疾病的诊断

疾病发生发展的机制在于阴阳失调，因此任何疾病尽管其临床表现错综复杂，千变万化，但都可以用阴阳来加以概括说明。例如望诊中面色鲜明者为阳，面色晦黯者为阴；闻诊中语音高亢洪亮者属阳，低微无力者属阴；脉象中浮、大、滑、数、实者属阳，沉、小、涩、迟、虚者属阴等。

（五）用于疾病的治疗和护理

疾病发生、发展的根本原因在于体内阴阳的偏盛与偏衰。因此，治疗和护理疾病的原则就在于调整阴阳，补其不足，泻其有余，恢复阴阳的相对平衡。如实热证中阳热亢盛，可用寒凉药物以泻其热，即"热者寒之"；实寒证中阴寒偏盛，可用温热药物以损其寒，即"寒者热之"。若因阴液不足不能制约阳而导致阳亢者，则需补其阴；若阳气不足不能制约阴而致阴盛者，则应补其阳，促使体内阴阳恢复新的相对平衡。

第2节 五行学说

五行一词，最早见于《尚书·洪范》。五行学说形成于战国时期，属于古代哲学范畴，是以木、火、土、金、水五种物质的特性及其运动变化规律来认识世界、解释世界和探求宇宙规律的一种世界观和方法论。《黄帝内经》将五行学说和中医学理论相结合，用来阐述人体脏腑生理、病理及其与外在环境的相互关系，指导临床诊断、治疗和护理，成为中医理论体系的重要组成部分。

一、五行的基本概念

（一）五行的概念

五，指构成世界的木、火、土、金、水五种基本物质。行，指运动变化。五行，即指木、火、土、金、水五种基本物质及其运动变化。

考点：五行的概念

（二）五行的特性

古人在长期的生活实践中通过对木、火、土、金、水五种物质的观察，并进行抽象概括出来的属性。"五行"的概念虽然来自于五种常见物质，但实际上已超越了五种具体事物的本身而具有抽象的特征和更广泛的含义。

木的特性："木曰曲直"。曲直指树木具有能屈能伸的特性，引申为凡具有生长、升发、舒畅、条达等特性的事物，均归属于木。

火的特性："火曰炎上"。炎上指火具有温热、向上的特性，引申为凡具有温热、升腾、上升等特性的事物，均归属于火。

土的特性："土爰稼穑"。稼穑指土具有种植和收获谷物的特性，引申为凡具有生化、承载、受纳等特性的事物，均归属于土。

金的特性："金曰从革"。从革指金属的产生是通过变革而实现的。金属质地沉重，且常用于杀戮，引申为凡具有收敛、肃杀、下降、清洁等特性的事物，均归属于金。

水的特性："水曰润下"。润下指水具有滋润下行的特性，引申为凡具有寒凉、滋润、下行等特性的事物，均归属于水。

（三）对事物属性的五行分类

古人以五行的特性为依据，运用取象比类法和推演络绎法，将人体脏腑组织、生理病理现象,以及自然界所有事物和现象,分别归纳于木、火、土、金、水五行之中,形成了五大系统,用以阐述人体脏腑组织之间的复杂联系及其与外界环境之间的相互关系(表2-2):

表2-2　自然界、人体五行属性归类表

自然界					五行	人体				
五味	五色	五气	五方	五季		五脏	五腑	五官	五体	五志
酸	青	风	东	春	木	肝	胆	目	筋	怒
苦	赤	暑	南	夏	火	心	小肠	舌	脉	喜
甘	黄	湿	中	长夏	土	脾	胃	口	肌肉	思
辛	白	燥	西	秋	金	肺	大肠	鼻	皮毛	悲
咸	黑	寒	北	冬	水	肾	膀胱	耳	骨	恐

二、五行学说的基本内容

(一)五行的相生相克

1. 五行相生　生,即资生、助长、促进的意思。五行相生,是指木、火、土、金、水之间存在着某一行对另外一行具有资生和促进的作用。五行相生的次序是:木生火、火生土、土生金、金生水、水生木。五行相生关系中,任何一行都具有"生我"、"我生"两方面的关系,又称"母子关系",生我者为母,我生者为子。如木生火,木为火之母,火为木之子。

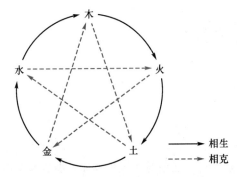

图2-1　五行相生相克规律示意图

2. 五行相克　克,即制约、克制的意思。五行相克是指木、火、土、金、水之间存在着某一行对另一行的制约作用。五行相克的次序是:木克土,土克水,水克火,火克金,金克木。五行相克关系中,任何一行都具有"克我"、"我克"两方面的关系。我克者为我"所胜",克我者为我"所不胜"。五行的相克关系,又叫"所胜"和"所不胜"的关系。如以水为例,克我者为"土",则土为水之"所不胜";我克者为"火",则火为水之"所胜"(图2-1)。

五行相生相克维持着五行之间的动态平衡,是自然界的正常现象。人体内五行的相生相克,也属于正常的生理活动。

(二)五行的相乘相侮

1. 五行相乘　乘,即乘虚侵袭之意。五行相乘指五行之中某一行对所胜一行的过度克制,即"相克太过"。相乘的次序与相克同,即木乘土,土乘水,水乘火,火乘金,金乘木。

2. 五行相侮　侮,即欺侮,有恃强凌弱的意思。五行相侮指五行中的某一行对其"所不胜"一行的反向克制,又称反克。相侮的次序与相克相反,即木侮金,金侮火,火侮水,水侮土,土侮木(图2-2)。

考点:五行的相生、相克、相乘和相侮的概念

五行相乘相侮破坏了整体的平衡和稳定,是自然界的异常现象。人体内五行的相乘相侮破坏机体的平衡状态,导致疾病的发生。

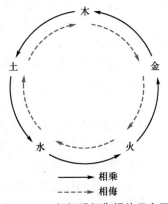

图2-2　五行相乘相侮规律示意图

链接

"相克"与"相乘"

应当说明，"相克"与"相乘"虽然在次序上是相同的，但两者却有本质的区别。相克是正常情况下的制约关系；相乘则是正常制约关系遭到破坏以后的过度克伐，是反常现象。在人体，前者是生理状态，后者则为病理状态。

三、五行学说在中医学中的应用

（一）说明五脏的生理功能及其相互关系

五行学说将人体的五脏分别归属于五行，以五行的属性来解释说明五脏的生理功能。木有生长、升发、舒畅、条达的特性；肝喜条达而恶抑郁，并有疏泄的功能，故肝属"木"。火有温热、上升的特性；心有推动气血温养全身的功能，故心属"火"。土有生化万物的特性；脾有运化的功能，为气血生化之源，故脾属"土"；金有清肃、收敛的特性；肺以肃降为顺，故肺属"金"。水有滋润的特性，而肾阴有滋养全身的作用，故肾属"水"。

案例2-2

患者，女性，38 岁。主诉：头晕胀痛、急躁易怒 7 天。自述近期因事业不顺，情绪波动较大，继而出现头晕胀痛、面红目赤、急躁易怒、口苦等症，伴大便秘结，小便黄，舌红苔黄，脉弦数。医生诊断为肝火炽盛，并用清心泻火的方药进行治疗。

问题：患者为肝火炽盛，却用清心泻火的方药进行治疗，体现了五行的什么关系？

五行学说用以说明各脏腑之间的相互滋生和制约的关系。如肝木藏血以济心；心火之热以温脾；脾土运化水谷以充肺；肺金清肃下行以助肾；肾水之精以养肝。这就是五行相互滋生的关系。肺金清肃下行，可抑制肝木，防止其升发太过；肝木之疏泄，可克制脾土的壅滞；脾土之运化，可制止肾水的泛滥；肾水之滋润，可防止心火的亢盛；心火之温热，可制约肺金清肃太过。这就是五行相互制约的关系。

（二）阐释五脏病变的相互影响

将五行学说用于说明脏腑间病变的相互影响。如肝病传心（母病及子），肝病传肾（子病及母），肝病传脾（木乘土），肝病传肺（木侮金）。诸如此类，都可以用五行生克乘侮的关系，说明五脏在病理上的相互影响。

（三）指导疾病的诊断治疗及护理

五行学说在中医学诊疗方面的运用，主要根据五脏与五色、五味、五官、五体在五行分类归属上的联系，结合四诊所收集的资料，根据五行学说理论来推断病情，制订相应的治疗及护理措施。如面见赤色，口苦，脉洪数，多为心火亢盛；面见青色，喜酸食，脉弦，可诊断为肝病等。

疾病在发展过程中，一脏之病常可波及他脏。因此，除了对本脏疾病进行治疗及护理之外，还要根据五行生克乘侮的规律来调节脏腑之间的关系，防止疾病的传变。如"见肝之病，则知肝当传之与脾，故先实其脾气"（《难经·七十七难》），在临床上常采用健脾的方法，防止肝病传脾。

小结

中国古代的阴阳学说、五行学说贯穿于中医理论体系的始终,在临床诊治中得到广泛运用。阴阳学说主要强调在阴阳双方对立制约、互根互用、相互消长、相互转化的基础上,维持阴阳相对的动态平衡,是保证人体正常生理功能的关键;调整阴阳,恢复阴阳的相对平衡是治疗疾病的基本原则。五行学说认为木、火、土、金、水是构成自然界万物的基本元素,世界上所有的事物和现象都是这五种物质运动变化的结果。而五行之间通过生克制化的相互关系,维持了整体的动态平衡,从而维持生物的生存和发展。

自测题

A₁ 型题

1. 任何一方都不能脱离另一方而单独存在是指( )
   A. 阴阳对立　B. 阴阳转化　C. 阴阳互根
   D. 阴阳消长　E. 阴阳制约

2. 按照阴阳学说理论,下列哪项属阳( )
   A. 抑郁的　B. 沉降的　C. 寒凉的
   D. 湿润的　E. 无形的

3. 事物阴阳两个方面的相互转化是( )
   A. 绝对的　B. 有条件的　C. 必然的
   D. 量变的　E. 随意的

4. 从夏至秋及冬的热、凉、寒的变化属于( )
   A. 阴阳转化　B. 重阳必阴　C. 热及生寒
   D. 阳消阴长　E. 阴消阳长

5. 某患者为急性发热病,热毒极重,突然体温下降,面色苍白,四肢厥冷,属于( )
   A. 阴阳转化　B. 阴阳对立　C. 阴阳互根
   D. 阴阳平衡　E. 阴阳消长

6. 下列不符合五行生克规律的是( )
   A. 木为水之子　　B. 水为火之所不胜

C. 火为土之母　　D. 金为木之所胜
E. 金为土之子

7. 肾精以养肝属五行的( )
   A. 相侮关系　B. 相乘关系　C. 相生关系
   D. 相克关系　E. 反克关系

8. 下列属"母病及子"关系的是( )
   A. 肝病及肾　B. 肾病及肝　C. 肾病及肺
   D. 心病及肾　E. 肺病及心

9. 金的"所不胜"是( )
   A. 水　　　B. 木　　　C. 土
   D. 金　　　E. 火

10. 下列不宜用阴阳的基本概念来概括的是( )
    A. 寒与热　B. 上与下　C. 邪与正
    D. 内与外　E. 气与血

11. 肝病传肺属于( )
    A. 相侮　　B. 相克　　C. 相乘
    D. 子病及母　E. 相生

12. 肾精不足导致肝血不足,可称为( )
    A. 子病及母　B. 水不涵木　C. 相侮
    D. 相克　　E. 以上皆不是

(林柳艺)

第3章

藏 象 学 说

你了解中医的藏象吗？藏象学说，是中医学特有的关于人体生理病理的系统理论，也是中医学理论体系的核心部分，学好藏象学说对于养生延寿防病和疾病的诊治护理康复具有重要的意义。

藏即脏，是指藏居于体内的脏腑；象，是指表现于外的生理病理现象。所谓藏象，是指藏于体内的脏腑及其表现于外的生理、病理现象。故张景岳在《类经》中说："藏居于内，形见于外，故曰藏象。"

> **案例3-1**
>
> 患者，男性，36岁，某高校教师，3年前因车祸致左上腹部损伤，急诊送入医院。诊断为"脾破裂"，行全脾切除术。术后恢复顺利，第10日出院。目前活跃在教学工作之中，成为骨干力量，健康状况良好。
>
> **问题：**试用中医藏象理论解释为什么该患者全脾切除后仍可保持健康？

藏象学说，是通过对人体生理、病理现象的观察，研究人体各个脏腑的生理功能、病理变化以及脏腑之间相互关系的学说。它认为人体是以五脏为中心，以六腑为配合，以气血津液为物质基础，通过经络系统内属于五脏六腑，外络于形体官窍，将人体联结成一个有机的整体。藏象学说，是中医基础理论的核心组成部分，对临床实践具有普遍的指导意义。

古代医家通过长期的实践，以粗浅的解剖知识为基础，从体外的各种征象察知脏腑生理功能，推究其病理变化，并运用古代哲学阴阳、五行的思想，进行类比推理、综合分析，以及医疗实践经验的积累和总结，逐步形成了藏象学说。

藏象学说的基础是脏腑。脏腑是人体内脏的总称，主要包括五脏、六腑、奇恒之腑三类。**考点：**脏腑 五脏是指心、肺、脾、肝、肾，多为实质性器官，其共同的生理特点是化生和贮藏精气。六腑即 包括内容及 胆、胃、小肠、大肠、膀胱、三焦，多为中空管腔性脏器，其共同的生理特点是受盛和传化水谷。共同的生理 如《素问·五藏别论》说："所谓五脏者，藏精气而不泻也，故满而不能实；六腑者，传化物而不 特点 藏，故实而不能满也。"简明精辟地阐明了两者的区别。奇恒之腑，指脑、髓、骨、脉、胆、女子胞，多为中空有腔的器官，形类似于腑，而不同于六腑，其生理功能是"藏而不泻"，类似于脏，故称奇恒之腑。五脏六腑的生理特点，对临床辨证论治有重要指导意义。一般说来，病理上"脏病多虚"、"腑病多实"，治疗上"五脏宜补"、"六腑宜泻"。

> **链接**
>
> **"藏"与脏器概念的区别**
>
> "藏"是中医学特有的概念。中医学的整体观察和"司外揣内"的认识方法，决定了"藏"的结构是形态功能合一性结构。如心"如倒垂莲蕊"的形态及"主血脉"的功能，是通过解剖分析发现的，"主神志"的功能是通过整体观察推理而知。因此"藏"的概念，不仅是一个解剖学概念，更重要是一个生理、病理学概念，一个功能单位的概念。脏器，是现代医学的形态学概念，是指机体内外的器官。如心、胃、脑等内脏器官；眼、耳、鼻等感觉器官。其结构属于纯形态学的或实体性的结构，其功能是通过直接对该器官解剖分析而获得。因此，"藏"与脏器的名称虽大致相同，但其内涵却有很大的不同。

第1节　五　脏

一、心

心位于胸腔、膈膜之上，形似倒垂的莲蕊，外有心包卫护。五行属火，起着主宰生命的作用。故称"君主之官"、"五脏六腑之大主"。心与小肠相表里。

（一）心的主要生理功能

1. 主血脉　主，主持，主管之意。心主血脉包括主血和主脉两个方面：全身的血，都在脉中运行，依赖于心的推动作用而输送到全身。脉，即血脉，是气血流行的通道，又称为"血之府"。心脏是血液循环的动力器官，它推动血液在脉管内按一定方向流动，从而运行周身，维持各脏腑组织器官的正常生理活动。心脏的正常搏动、推动血液循环的功能，称为心气。心与血脉相连，心脏所主之血，称为心血。心血除参与血液循环、营养各脏腑组织器官之外，又为神志活动提供物质能量，同时灌注到心脏本身的脉管，维持心脏的功能活动。因此，心气旺盛、心血充盈、脉道通利，心主血脉的功能才能正常，血液才能在脉管内正常运行。若心的气血不足，推动血液循环的力量减弱，则产生种种病变。如心血瘀阻、血脉阻滞，则出现心悸、胸闷，甚至心前区剧烈疼痛等症。

2. 主神志　心主神志，又称心藏神。神有广义和狭义之分。广义的神是指人体生命活动的外在表现，是对生命活动的高度概括。而心主神志之神，是指狭义之神，包括人的精神、意识、思维活动等。现代医学认为，人的精神、意识、思维活动属于大脑的生理功能，是大脑对外界客观事物的反映。但是，中医学从整体观念出发，认为人体的精神、意识、思维活动是各脏腑生理活动的反映，但主要还是归属于心的生理功能。心是藏神之所，是神志活动的发源地。

"心主神志"与"心主血脉"有密切的联系。因为血液是神志活动的物质基础。故心的气血充盛，心神得养，神志活动才能正常，则精神振奋，神志清晰，思考敏捷，反应迅速。若心有病变，主神志的功能失常，即可出现精神、意识、思维活动的异常。如心的气血不足，则必然影响到心神，表现为失眠、多梦、健忘、神志不宁；如血中有热，扰动心神，则表现为烦躁、谵语，甚至昏迷，不省人事；若痰火扰动心神，则表现为狂躁不安、哭笑无常、打人毁物、登高而歌、弃衣而走。

（二）心的生理联系

1. 在志为喜　心在志为喜，是指心的生理功能和精神情志的"喜"有关。喜是人体对外界信息的反应，属于良性的刺激。但喜乐过度，则可使心神受伤。心主神志的功能过亢，则使人嬉笑不止；心主神志的功能不及，则使人易悲。由于心为神明之主，不仅喜能伤心，五志过极，均能损伤心神。

2. 在液为汗　汗为津液所化，血与津液同出一源，血归心所主，故有"汗为心之液"之说。汗出过多，不但损耗津液，亦常损伤心之气血，而见心悸、气短、面白、神疲，甚则肢冷、亡阳。

3. 在体合脉，其华在面　脉是指血脉。心合脉，即是指全身的血脉都属于心。其华在面，是说心的生理功能是否正常以及气血的盛衰，可以显露于面部色泽的变化上。人的面部血脉丰富、皮肤薄嫩，又易于观察，所以望面色常作为推论心脏气血盛衰的指标。若心的气血旺盛，则面色红润有泽。若心脏发生病变，气血受损，则常在面部有所表现。例如，心的气血不足,可见面色苍白、晦滞;心血瘀阻,则面部青紫;血分有热,则面色红赤;心血暴脱,则面色苍白或枯槁无华。

4. 在窍为舌 开窍,是指内脏与体表官窍之间所构成的特定联系。心开窍于舌,是指舌为心之外候,又称舌为心之苗。舌主司味觉、表达语言。心的功能正常,则舌质柔软、语言清晰,味觉灵敏。若心有病变,可以从舌上反映出来。故临床上常通过观察舌的形态、色泽的变化,来推论心的病理变化。例如,心血不足,则舌质淡白;心火上炎,则舌尖红赤,甚至舌质糜烂生疮;心血瘀阻,则舌质紫暗、或有瘀斑;热入心包或痰迷心窍,则可见舌强语謇。

附:心包络

心外面有一层包膜,称心包络,简称心包,为心脏的外围组织。其经络与手少阳三焦经相络属而构成表里关系。生理上,心包能通行气血,保护心脏免受伤害。由于心包为心之屏障,邪气伤心,必先损害心包。故温病学中,将外感温热病中因热邪引起的神志昏迷、谵语等症称为“热入心包”、“痰蒙心窍”。实际上,心包受邪所出现的病症与心是一致的,故在临床上辨证与治疗亦是相同的。因此,一般认为心包不是一个独立的器官,它是附属于心脏的。

二、肺

肺居胸中,在诸脏腑中,肺的解剖位置最高,故称“华盖”。肺叶娇嫩,不耐寒热,易被邪侵,又称“娇脏”。五行中属金,为“相傅之官”。肺与大肠相表里。

(一)肺的生理功能

1. 主气,司呼吸 肺主气,是指全身的气均由肺来主持和管理。包括主呼吸之气与主一身之气两个方面。

肺主气,与呼吸功能有关,即肺主呼吸之气。人体一生中,都在不断地进行着新陈代谢,在物质代谢过程中,一方面要消耗清气,同时又不断地产生浊气,清气需不断地进入体内,浊气需不断地排出体外,都要依靠肺的生理功能。肺既是主司呼吸运动的器官,又是气体交换的场所。通过肺的呼吸功能,从自然界吸入清气,又把体内的浊气排出体外,从而保证了新陈代谢的顺利进行。

肺主一身之气,是指肺有主持、调节全身各脏腑经络之气的作用。肺主一身之气的功能主要体现在气的生成,特别是宗气的生成方面。宗气是由脾胃化生的水谷精气与肺从自然界吸入的清气相结合,积于胸中而成。因此,肺的呼吸功能正常与否,直接影响到宗气的生成。而宗气通过心脉布散到全身也要靠肺气的协助。所以肺通过宗气的生成与布散,起到主持一身之气的作用。其次,肺主一身之气还体现在对全身的气机具有调节作用。实际上,肺的一呼一吸运动,就是全身之气的升降出入运动。肺主气的功能正常,气道通畅,呼吸就会正常自如。若肺有了病变,不但影响到呼吸运动,而且也会影响到一身之气的生理功能。例如,肺气不足,则呼吸微弱,气短不能接续,语音低微。肺气壅塞,则呼吸急促,胸闷,咳嗽,喘息。若肺一旦丧失呼吸功能,则宗气不能生成,人的生命也将终止。

2. 主宣发与肃降 宣发,即宣布、发散。肺主宣发,指肺脏具有向上、向外升宣布散的功能。主要体现在三个方面:一是通过肺的宣发,使体内浊气不断排出体外;二是使气血、津液输布至全身,以发挥滋养濡润所有脏腑器官的作用;三是宣发卫气,调节腠理之开合,通过汗孔将代谢后的津液化为汗液排出体外。若肺失宣散,即可出现咳嗽,吐痰,喘促胸闷,呼吸困难,鼻塞,喷嚏和无汗等症。

肃降,清肃、下降,肺为娇脏,肺内不能容有任何水湿痰浊和异物停留。肺的清肃功能,是机体自卫功能的表现。下降是指肺气向下通降的作用。肺主肃降作用主要体现于三个方面:一是吸入自然界清气;二是把肺吸入的自然界清气和脾转输来的水谷精微下行布散;三是肃清肺和呼吸道内的异物,以保持呼吸道的洁净。若肺的肃降功能失职,则可出现呼吸短促或表浅,胸闷,咳喘,咯血等病理现象。

肺的宣发和肃降是肺生理功能相辅相成的两个方面。在生理情况下,两者相互依存、相互制约,使呼吸保持平稳状态。在病理情况下,常相互影响,如二者失调,出现肺气失宣、肺失肃降等病变,则见胸闷,咳嗽,喘息等症状。

3. 通调水道　通调水道是指肺具有调节水液代谢的作用。主要体现在两个方面:一是肺主宣发,调节汗液的排泄。肺主宣发,将水谷精微和津液宣散于周身,并将代谢后的水液,通过汗孔,以汗的方式排泄于体外。生理情况下,肺的宣发功能正常,则汗的排泄适度,起到调节水液代谢的作用。病理情况下,肺的宣发功能失常,就会引起水肿、小便不利等病变。二是肺气肃降,使水道维持通畅。水道,是指体内水液运行、排泄的道路。水道的通行畅达,流通无阻,是维持水液代谢平衡的重要条件。因此,有"肺主行水"、"肺为水之上源"的说法。若肺病,通调水道功能减退,就可发生水液停聚而生痰、成饮,甚则水泛为肿。

4. 肺朝百脉、主治节　肺朝百脉,即全身血液都聚会于肺,通过肺的呼吸功能,进行气体交换,然后精气随血液运行再输布全身。肺的治节作用,主要体现于四个方面:一是调节肺的呼吸运动,以保证体内外的气体交换;二是肺有节律地呼吸运动,协调全身气机升降运动,使脏腑功能活动有节;三是辅佐心脏,推动和调节血液的运行;四是通过肺的宣发与肃降,治理和调节津液的输布、运行与排泄。肺的治节功能,实际上代表着肺的主要功能。若肺主治节的功能失常,则既可影响到宗气的生成与布散,又因肺气虚衰,影响到血液的正常运行;既可影响到津液的调节与排泄,又可影响到气机的升降运动。

(二)肺的生理联系

1. 在志为忧(悲)　以五志分属五脏来说,肺之志为忧(悲)。忧愁和悲伤,均属非良性刺激的情绪反映,可使人体的气不断消耗。由于肺主气,所以悲忧易伤肺。肺气虚,机体对外来非良性刺激的耐受性下降,而易于产生悲忧的情绪。

2. 在液为涕　涕是由鼻黏膜分泌的黏液,可润泽鼻窍。鼻为肺窍,正常情况下,鼻涕润泽鼻窍而不外流。若肺寒,则鼻流清涕;肺热,则涕黄浊;肺燥,则鼻干燥。

3. 在体合皮,其华在毛　合,配合;皮毛,包括皮肤、汗腺、毫毛等组织,为一身之表,是抵御外邪侵袭的屏障。肺合皮毛体现于两方面:一是肺主气,具有宣发卫气,输津于皮毛的功能,可滋润、温养皮毛;二是皮毛与肺配合,协调肺的呼吸作用。皮毛汗孔的开合,具有宣散肺气和调节呼吸的作用。如外邪伤人,常先从皮毛而入,首先影响到肺的功能,出现恶寒、发热、鼻塞、咳嗽等症;若肺气虚弱,宣发功能失职,卫气、精津布散障碍,则肌肤苍白、憔悴,皮毛枯槁;或卫气功能虚弱,则自汗出,易于感受外邪;若肺气闭塞,毛窍闭敛,则可出现无汗而喘等症状。

4. 在窍为鼻　鼻是肺之门户,为气体出入之通道,其生理功能为通气和嗅觉,而鼻的功能主要依赖肺气的作用。肺气调和,则鼻窍通畅,呼吸通利,嗅觉灵敏。如邪气犯肺,肺气失宣,则鼻的功能失常,可见鼻塞,流涕,不闻香臭,或鼻衄等。

三、脾

脾位于中焦,在膈之下,五行中属土。脾主运化水谷精微,为人身气血生化之源,故称为

"仓廪之官"、"后天之本"。脾与胃相表里。

（一）脾的生理功能

1. 主运化 运,运输、布散;化,消化、化生。脾主运化是指脾具有将水谷消化成为精微物质并将其运输、布散到全身的功能。可分为运化水谷和运化水湿两个方面。

（1）运化水谷:水谷,泛指各种饮食物。运化水谷,是指脾对饮食物进行消化和吸收。饮食物入胃,经过脾胃的腐熟加工,然后进入小肠,清浊分离,各走其道,再由脾输送至全身,供应各脏腑器官的营养。脾运化水谷精微,维持着各脏腑组织器官的生理功能。

（2）运化水湿:水湿,即人体内的水液。运化水湿,是指脾对水液的吸收、转输布散和排泄的作用。可概括为两个方面,一是摄入到体内的水液,需经过脾的运化转输,气化成为津液,并输布于肺,通过心肺而布达周身脏腑器官,发挥其濡养、滋润作用。二是将全身各脏腑组织利用后的水液,及时地输送到相应的器官,如肺、肾、膀胱、皮毛等,变成汗和尿液而排出体外。在水液代谢的过程中,脾发挥着重要的枢纽作用,促进着水液的环流和排泄。

运化功能,主要依靠脾气的作用,脾气健运,则饮食水谷的消化、吸收,精微物质的运输布散才能旺盛,水液输布、排泄才能正常。若脾失健运,会出现腹胀,便溏,倦怠等消化失常症状,和水肿,痰饮,泄泻等水湿停滞的病症。人出生以后,饮食水谷是机体所需营养的主要来源,也是化生气血的主要物质基础,是生命的根本。而饮食物的消化、水谷精微的吸收、布散,主要靠脾的运化功能才能完成。所以脾为"后天之本"、"气血生化之源"。

> **链接**
>
> **食物的消化吸收过程**
>
> 食物的消化,营养物质的吸收,转输是一个非常复杂的过程。机械性消化,由口腔咀嚼,食道、小肠、大肠的蠕动完成;化学性消化,由唾液、胃液、肠液、胰液、胆汁等消化液的作用来完成。营养物的吸收还需要门脉系统来完成。中医对脾主运化的认识,与现代生理学对门脉系的认识,大致吻合。亦有人认为脾主运化,还与微量元素锌、铜有关,因其对糖、脂、蛋白质和核酸代谢有重要影响。

2. 脾气主升 升,上升。脾气主升,即脾气的功能特点以向上升腾为主,包括两个方面。

（1）脾主升清:清,即水谷精微,升清是指精微物质的上升布散。经过脾、胃和小肠等消化后生成的精微物质是在脾的升清作用下,上输于肺,并通过心肺,分布到周身各处。脾的升清功能正常,则各脏腑组织器官可得到足够的物质营养,功能活动才能强健。若脾的升清作用失职,则会出现头晕、目眩等症状。若清阳不升,清浊不分,混合下注,可发为遗精,带下,腹胀,腹泻。若久泄不愈,又常伴有身倦无力,气短,懒言等症状。

（2）维持人体各内脏的正常位置:人体的脏腑,全赖脾气主升的作用,才能固定于一定的部位。若脾气不升,则会出现胃、肾、子宫等内脏的位置下移或脱肛等。

3. 主统血 统,统摄、控制。脾主统血是指脾能统摄、控制血液,使之正常地在脉内循行。脾统血实际上是脾气对血液的固摄作用。脾为气血生化之源,脾气旺盛,体内气血充足,气能摄血,这样,生成之血就能在脉管内运行,不致逸出脉外。若脾气虚弱,统血功能失职,血液运行失常而逸出脉外,以致出血,如便血,尿血,皮下出血等,临床称之为"脾不统血"。

（二）脾的生理联系

1. 在志为思 思,思考、思虑,是人体精神意识思维活动的一种状态。正常的思虑对机体的生理活动无不良影响,但思虑过度,所思不遂则伤脾。《素问》记载:"思则气结"。脾气结滞,则不思饮食、脘腹胀闷,影响运化升清和化生气血的功能,而致头目眩晕,烦闷,健忘,手足无力。

2. 在液为涎　涎为口津。口腔中较清稀的称作涎,具有保护口腔黏膜,润泽口腔的作用。在进食时分泌较多,有助于食品的吞咽和消化。若脾胃不和,则往往导致涎液分泌急剧增加,而发生口涎自出等现象,故说脾在液为涎。

3. 在体合肌肉、主四肢　脾主肌肉是指脾能维持肌肉的正常功能。脾主运化水谷精微和津液,化生气血,并将其输送布散到全身各处之肌肉,以供应肌肉的营养,保持肌肉活动的充足能量,使肌肉发达丰满,壮实有力。若脾的运化功能失职,肌肉失去滋养,则肌肉逐渐消瘦,甚则痿软松弛。四肢需要脾气输送水谷精微,以维持其正常生理活动。脾气健运,营养物质充足,则四肢肌肉丰满,活动轻劲而有力。若脾虚,运化功能失职,四肢肌肉失养,则肌肉痿软,四肢无力,甚则产生痿证。

4. 在窍为口,其华在唇　脾开窍于口,是指人的饮食、口味等与脾的功能有关。若脾气健运,则食欲旺盛,口味正常。若脾有病变,则容易出现食欲的改变和口味的异常,如食欲不振,口淡乏味等。若湿困脾气,则可出现口甜,口黏的感觉。脾主肌肉,为气血化生之源,口唇由肌肉所组成。口唇的色泽与脾运化功能是否正常有密切的关系。脾气健运,气血旺盛,则口唇红润,有光泽。若脾虚不运,气血不足,则唇淡白不泽,或萎黄。

四、肝

肝位于腹腔,膈膜之下,右胁之内,五行中属木。肝主动、主升,故称为“将军之官”。肝与胆相表里。

(一) 肝的生理功能

1. 主疏泄　疏泄,是指疏通、畅达、宣散、流通、排泄。肝就像春天的树木,条达疏畅,充满生机。肝主疏泄,是指肝具有疏通、舒畅、条达、升发的功能,能调畅全身气机的作用。它既代表着肝本身的柔和舒展的生理状态,又关系着人体气机的调畅。其作用具体体现在以下三个方面:

(1) 调畅气机:气机,即气的升降出入运动。肝的疏泄功能,对各脏腑经络之气升降出入运动的协调平衡,起着重要的调节作用。肝的疏泄功能正常,则气机调畅,气血调和,经脉通利,脏腑器官的活动正常。若肝失疏泄,气机不畅,则会引起肝郁、肝火、肝风等多种病理变化。

(2) 调节情志活动:情志活动虽由心统领,但又与肝的疏泄功能密切相关。肝的疏泄功能正常,气机调畅,则精神乐观,心情舒畅,气血平和。若肝失疏泄,气机失调,就会导致精神情志活动的异常,如肝气郁结,则心情易于抑郁;升泄太过,则心烦易怒。肝疏泄失职,常可引起情志的异常;而七情的刺激,又可致肝的疏泄功能失常,因而有“肝喜条达而恶抑郁”、“暴怒则伤肝”的说法。

(3) 助消化吸收:主要通过两个方面来实现,一是肝能促进胆汁的生成和排泄。肝疏泄正常,气机调畅,胆道畅通,胆汁方能顺利排入消化道,帮助消化。若疏泄失职,胆汁分泌和排泄异常,常出现黄疸,口苦,呕吐黄水,胁肋胀痛,食欲减退等。二是协调脾胃的正常升降。肝的疏泄功能正常,是脾胃正常升降,维持消化功能的重要条件。若肝的疏泄功能异常,会导致脾胃的升降功能紊乱。如脾不升清,在上发为眩晕,在下发为飧泄;如胃不降浊,在上则发为呕逆嗳气,中则为脘腹胀满疼痛,在下则为便秘。

此外,肝主疏泄,调畅气机,还有利于三焦水道通利,协调水液代谢;运行气血,调理冲任,调节妇女月经及孕育;疏泄有度,使男子精液能够正常排泄。

2. 主藏血　肝藏血是指肝脏具有贮藏血液和调节血量的功能。人体的血液生成后,一部分运行于全身,被各脏腑组织器官所利用;另一部分则流入到肝脏而贮藏,以备应急的情况下使用。一般情况下,人体各脏腑组织器官的血流量是相对恒定的,但又必须随人体的功能状态及气候变化的影响,而发生适应性调节。例如,人体在睡眠、休息等安静状态下,机体各部位对血液的需求量就减少,则一部分血液回归于肝而藏之。当在劳动、学习等活动量增加的情况下,人体对血液的需求量就相对增加,肝脏就把其储藏的血液排出,从而增加其有效血循环量,以适应机体对血液的需要。藏血功能失常,主要有两种病理变化:一是藏血不足,则分布到全身其他部位的血液减少,因而产生肢体麻木,月经量少,甚至闭经等;二是肝不藏血,则可导致各种出血,如吐血,咳血,衄血,崩漏等。

肝能藏血,主疏泄,二者存在着相互依存、相互制约的密切关系。生理方面,肝主疏泄,调畅气机,气行血行,血方能归藏。肝血充足,肝之阴血又能制约肝之阳气,使其不至于疏泄太过。病理方面,常相互影响。如肝失所藏,血虚阴不足,血不养肝,则肝的疏泄功能失常,可表现为情绪易于激动,烦躁不宁或性情抑郁沉闷,失眠多梦,胸胁隐痛,月经不调等症。

(二)肝的生理联系

1. 在志为怒　怒是人们在情绪激动时的一种情志变化,由肝之精气所化。怒在一定限度内是情绪的宣泄,对维护机体的生理平衡具有重要意义。但若大怒不解,则成为一种不良的刺激,可使肝气上逆,而见头胀头痛,甚则血随气升呕血或昏厥。反之,若肝气上逆时则会使人急躁易怒。

2. 在液为泪　肝开窍于目,泪从目出,故泪为肝之液。泪有濡养保护眼睛的功能。肝的功能失常,可导致泪液分泌的异常。如肝血亏虚时两目干涩;肝经风热,则可见流泪增多和目眵。

3. 在体合筋　筋,主筋即筋膜,包括肌腱、韧带等组织结构。筋膜附于骨而聚于关节,是联结关节、肌肉,专司运动的组织。肝在体合筋,是说全身筋膜的弛张收缩活动与肝有关。肝的血液充盈,筋膜得养,则筋力强健,运动有力,关节活动灵活自如。若肝血不足,筋膜失养,可引起肢体麻木,关节活动不灵或肢体屈伸不利,手足震颤等症。

4. 其华在爪　爪,包括指甲和趾甲。爪甲是筋延续到体外的部分,故称"爪为筋之余"。肝血的盛衰,常反映于爪甲。肝的阴血充足,筋膜得养,则爪甲坚韧,光泽红润,富有华色。若肝血不足,爪甲失其滋养,则爪甲苍白,软薄,或枯而色夭,容易变形,脆裂。临床上可根据爪甲色泽的荣枯变化,来推论肝的气血盛衰。

5. 开窍于目　肝的经脉上联于目系,目的视力主要依赖于肝血的滋养。故《素问》指出:"肝受血而能视。"肝的生理、病理变化可从目中反映。肝血不足则视物昏花,或夜盲;肝阴亏耗,则双目干涩,视力减退;肝火上炎,可见目赤肿痛;肝阳上亢,可见目眩;肝风内动,可见目睛斜视和目睛上吊;肝胆湿热,可出现巩膜黄染等。

五、肾

肾位于腰部,在脊柱两旁,左右各一,故《素问》说:"腰者,肾之府。"由于肾藏先天之精,为脏腑阴阳之本,生命之源,故称肾为"先天之本"。五行中属水。肾与膀胱相表里。

(一)肾的生理功能

1. 肾藏精,主人体的生长发育与生殖

(1)藏精:肾藏精是指肾对于精气具有闭藏作用。肾所藏的精,包括先天之精和后天之精两部分。先天之精,即禀受于父母的生殖之精;后天之精,是指脏腑之精,是饮食水谷所化生的各种精微物质。后天之精的化生,依赖于先天之精的资助,先天之精亦依赖于后天之精的补充,二者相互依存、相互促进,从而保证肾精的充盛。肾藏精,肾精化生肾气,肾精充足,则肾气旺盛;肾精亏损,则肾气衰弱。肾精与肾气互为体用,二者合称为精气。肾中精气是机体生命活动的根本,对机体各种生理活动均起着极为重要的作用,故肾被称为"先天之本"。从阴阳属性来分,精属有形,为阴;气属无形,为阳。所以称肾精为肾阴,肾气为肾阳,又称"元阴"和"元阳"。肾阴是一身阴液的本源,对机体各脏腑组织器官起着滋润、濡养作用。肾阳是一身阳气的根本,它对机体各脏腑组织器官起着温煦和推动作用。肾之阴阳是人体各脏腑阴阳的根本。由于阴阳同居肾中,故肾又被称为"水火之宅"。肾中精气的盛衰,决定着人体的生长、发育过程和生殖功能的旺盛与衰减。

（2）肾主生殖:人体的生殖功能包括两个方面,即性功能和生殖能力,是繁衍后代的根本保证。人体的生殖功能,主要和肾有关。肾藏精,肾精是生命起源的物质基础;又能使生殖功能成熟并维持生殖功能旺盛不衰。人在出生以后,由于先天之精不断得到后天之精的滋养,肾的精气逐渐充盛,发育到青春期,体内就产生了一种促进生殖功能成熟的物质,称之为"天癸"。男子就会出现排精现象,女子按时月经来潮,男女性功能开始成熟,具备生殖能力。此后,随着年龄的变化,肾精由充盛而逐渐衰减,天癸逐渐减少,生殖能力逐渐减弱,直至丧失。由此可见,天癸的盛衰主要依赖于肾中精气的盛衰,而人体的生殖功能,主要通过天癸而发挥作用。肾中精气的盛衰,直接影响到人体的生殖功能,所以当肾中精气衰减时,就会导致性功能和生殖功能的异常。

（3）肾主生长发育:人体的整个生长发育过程,和肾中精气的盛衰存在着密切的联系。人从幼年开始,肾中精气开始充盛,人体生长发育迅速,生机活泼,在七八岁时,由于肾中精气的逐渐充盛,出现了齿更发长的生理变化。到了青壮年,肾中精气更加充盛,不仅具备了生殖能力,而且身体强壮,筋骨坚强,精神饱满,牙齿坚固,头发黑亮。进入老年,由于肾中精气开始衰减,人的形体逐渐衰老,不仅生殖功能丧失,而且头发斑白,牙齿动摇,耳聋失聪。肾中精气的盛衰,决定着人体的生长发育,肾精不足时,则出现生长发育方面的异常。如在幼年时期,肾中精气不足,则可致生长、发育迟缓,智力低下;在成年时期,如肾中精气亏损过度,则可未老先衰,表现为发脱齿摇,头晕耳鸣,记忆力减退,性功能衰弱等。

2. 主水液　是指肾具有主持全身水液代谢,调节体内水液代谢平衡的作用。肾的这一功能主要靠肾阳的气化作用来实现。肾中精气的蒸腾气化,主宰着整个水液代谢。若肾阳虚衰,气化失常,则水液输布和排泄发生障碍而出现尿少,水肿,小便不利,或小便清长,尿频,或遗尿,小便失禁等。

3. 主纳气　肾主纳气,是指肾具有摄纳肺所吸入之清气而调节呼吸的功能。防止呼吸表浅,保证体内外气体的正常交换。人体的呼吸虽然由肺来主司,还必须有肾的参与才能维持正常。由肺吸入之清气必须下达于肾,由肾来摄纳,方能保持呼吸运动的深沉和平稳,从而保证体内外气体得以正常交换。肾的纳气功能正常,则呼吸均匀和调。若肾摄纳无权,则肺吸入之清气上逆而不能下行,即可出现呼吸表浅,动则气喘,呼多吸少,或呼吸困难等病症。

（二）肾的生理联系

1. 在志为恐　恐是一种恐惧、害怕的情志活动,与肾的关系密切。恐与惊相似,"恐则气下,惊则气乱",是指恐和惊的刺激,对机体的气体运行会产生不良的影响。惊恐伤肾,常常导致肾的气机逆乱,封藏失职,而见二便失禁,或遗精滑泄等。

2. 在液为唾　口腔中较稠厚的称唾。唾为肾精所化生,有润泽口腔、滋润食物及滋养肾精的功能。如果多唾或久唾,容易耗损肾中精气。

3. 肾主骨、生髓、通于脑,齿为骨之余　肾藏精,精生髓,髓藏于骨腔之中,髓养骨,促其生长发育。肾精充足,髓化生有源,骨骼得养,则发育旺盛,骨质致密,坚固有力。如肾精亏虚,骨髓化生无源,骨骼失其滋养。在小儿,就会骨骼发育不良或生长迟缓,骨软无力,囟门迟闭等;在成人,则可见腰膝酸软,步履蹒跚,甚则脚痿不能行动;在老年,则骨质脆弱,易于骨折等。髓,有骨髓、脊髓、脑髓之分。藏于骨腔内之髓,称为骨髓。位于脊椎管内之髓,称为脊髓。位于颅腔中的髓,称为脑髓。这三种髓,均由肾精所化生。肾中精气的盛衰,会影响到髓的充盈和发育。因脊髓上通于脑,聚而为脑髓,故称"脑为髓之海"。肾精充沛,髓海满盈,脑得其养,则精力充沛,思维敏捷,耳目聪明,记忆力强。肾精不足,髓海失充,小儿可表现为大脑发育不全,智力低下;成年人多表现为记忆力减退,精神委顿,思维缓慢。

牙齿属骨的一部分,故称"齿为骨之余"。牙齿也依赖于肾中精气所充养。肾精充足,则牙齿坚固、齐全。若精髓不足,则牙齿松动,甚或脱落。

4. 其华在发　是指肾的精气充盛,可以显露在头发上,即发为肾之外候。肾藏精,精能化血而充养头发,发的生长与脱落,荣润与枯槁,和肾中精气的充盛、血液的濡养有关。故又称"发为血之余"。肾精不足,发失所养,则须发早白,枯槁易脱。

5. 开窍于耳及二阴　肾窍有上窍和下窍,在上开窍于耳,在下开窍于二阴。耳是听觉器官。听觉灵敏与否,与肾中精气的盛衰有密切关系。肾精充足,则听觉灵敏。若肾精不足,则可引起耳的听力减退,甚或耳聋。

二阴,包括前阴和后阴。前阴,指外生殖器,有排尿和生殖功能。尿液的排泄虽由膀胱所主,但仍靠肾的气化功能才能维持正常。因此,排尿异常的病症,如小便清长,尿频,尿失禁,少尿,尿闭,尿余沥等,常责之于肾。生殖系统功能也受到肾的影响,如肾虚则会出现阳痿,遗精,早泄等症。后阴,即肛门,主要排泄大便。粪便的排泄,虽然主要和大肠、脾等有关,但也与肾的气化、温煦、封藏功能有关。因此,肾病时,常影响到粪便的排泄。例如,肾阴虚,可见大便秘结;肾阳虚则大便溏泻;肾气不固,则久泄滑脱。

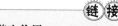

链接

唾液的养生作用

中医学认为人的唾液是由肾精所化,咽而不吐,有滋养肾精的作用。而多唾久唾,易耗伤肾中精气。因此古代导引家有吞咽唾液以养肾精的说法。方法是以舌抵上颚,则津唾满口,然后徐徐咽下。唾又称为"舌下玉泉","金津玉液","华池之水"。清朝程钟龄《医学心悟》中指出:"取华池之水,频频吞咽,为治阴虚之上妙方"。《本草纲目》指出:"口津唾"是延年益寿之良药。

考点:五脏的主要生理功能

第2节　六　腑

一、胆

胆附于肝,是一中空囊性器官。其主要生理功能为:

(一)贮存和排泄胆汁

胆汁是在肝内生成,由肝化生分泌。胆汁生成后,则流入胆囊,由胆囊贮存。胆汁又称精汁,故胆又称"中精之府"。胆汁呈黄绿色,味极苦,有重要消化作用。在进食后,通过肝的疏泄作用,胆汁排入肠道,协助脾胃,维持正常消化。若肝有病,则影响到胆汁的生成、排泄,使消化功能失常。如胆气上逆,胆汁上泛,则口苦;胆汁排泄障碍,不能顺利排入肠道,则出现厌食,腹胀,便溏等症状;胆病及胃,又可引起恶心,呕吐;若肝胆疏泄失职,胆汁反溢肌肤,则发为黄疸;若胆汁滞留,蕴而化热,湿热蕴结,煎熬胆汁,可形成砂石。

（二）主决断

胆主决断,是指胆具有判断事物,作出决定措施的作用,属思维活动的范畴。胆气虚怯,可出现胆怯易惊,善恐,失眠,多梦等情志异常的病变。

胆虽为六腑之一,但主藏精汁,为清净之府,又不直接接受水谷糟粕,与其他腑有异,所以胆又属奇恒之腑。

二、胃

胃位于膈下,其上口名贲门,与食道相接,下口为幽门,通于小肠。胃又称胃脘,分上、中、下三部,上部为上脘,包括贲门;下部为下脘,包括幽门;上、下脘之间名中脘,即胃体部分。胃的主要生理功能为:

（一）主受纳腐熟水谷

饮食物从口而入,经过食管,进入胃中,由胃容纳,故称胃为"水谷之海"。若胃病,则影响到胃的受纳水谷功能,出现纳呆,厌食等症状。腐熟,有初步加工消化的含义。饮食物在胃内,经过揉磨和消化作用,使之变为食糜,并下移于小肠,为进一步消化打下基础。胃的受纳、腐熟与脾的运化功能综合,称为胃气。"人以胃气为本","有胃气则生,无胃气则死"。

（二）主通降,以降为和

饮食物入胃,经过胃的腐熟作用后,进入小肠,进一步消化和吸收,其浊者下移大肠,形成大便,排出体外,故胃主通降,以降为和。降浊是胃继续受纳的前提。若胃不和降,饮食物滞留于胃,可见胃脘胀痛,不欲饮食;若胃气上逆,则发生恶心,呕吐,嗳气,呃逆等症。

三、小 肠

小肠位于腹中,上接幽门,与胃相通;下接阑门,与大肠相接。小肠的主要生理功能为:

（一）受盛化物

受盛,就是以器盛物,即接受的意思。小肠接受由胃初步消化的饮食物,故小肠是接受胃内容物的盛器。饮食物在小肠内停留时间较长,可利于进一步的消化,从而使水谷化为精微,营养全身。如果小肠受盛饮食功能失常,可导致消化、吸收障碍,表现为腹胀,腹泻,便溏等。化物,指变化、消化,小肠的化物功能是将胃初步消化的饮食物进一步消化吸收。

（二）泌别清浊

清,是指各种精微物质;浊,是指饮食物经消化后剩余的残渣。其功能包括三个方面:一是将经过小肠消化后的饮食物分别为两部分,即精微物质和糟粕;二是吸收水谷精微,并将食物残渣向大肠输送;三是小肠在吸收水谷精微的同时,也吸收了大量的水液,并将无用水液泌渗进入膀胱而为尿。泌别清浊功能正常,则清浊各走其道,精微物质输布全身,糟粕下归大肠,无用水液泌渗入膀胱。若小肠有病,可影响到二便的排泄,见小便短少,大便稀溏等。

四、大 肠

大肠居腹中,上接小肠,其交接处为阑门,大肠之末端为肛门。大肠的主要生理功能是传导糟粕。大肠接受小肠泌别清浊后下传的食物残渣,再吸收其中多余的水分,形成粪便,经肛门排出体外。大肠传导失司,可导致排便异常,如泄泻或便秘等。

五、膀　　胱

膀胱位于下腹腔内,为囊性器官,其上有输尿管与肾相通,其下有尿道,开口于前阴。膀胱的主要生理功能是贮存和排泄尿液。人体津液代谢后之液,经三焦之道路,下达于肾和膀胱,变成尿液,贮存于膀胱内。当膀胱内尿液达一定量时,在肾的气化作用下,膀胱开启,及时自主地排出体外。膀胱的贮存和排泄尿液,主要依靠肾的气化功能。膀胱的病变,主要表现为尿频,尿急,尿痛;或是小便不利,甚至尿闭;或是遗尿,甚则小便失禁等。

六、三　　焦

三焦是上焦、中焦、下焦的合称,为六腑之一。其经脉与心包经相表里。在形态方面,三焦是包罗人体所有内脏的一个大腑,又称"孤府"。其主要生理功能为:

(一) 主持诸气,通行元气

三焦主持诸气,是指三焦和各脏腑、经络、组织器官的生理活动都有密切关系。元气根源于下焦,发源于肾,元气的运行,需借助三焦道路,方能布散、通达全身。

(二) 运行水液

三焦是水液升降出入的道路,是参与水液代谢调节的脏腑之一。《素问》说:"三焦者,决渎之官,水道出焉。"说明其主要功能是保证水道的通畅。

(三) 表明人体的三个部位及其各自的生理功能

膈以上部位为上焦,包括心、肺;膈以下、脐以上的部位为中焦,主要包括脾胃;脐以下为下焦,包括肝、肾、大肠、小肠、膀胱、女子胞等。其生理特点为:

1. 上焦如雾　雾,是指水谷精微物质的一种弥漫蒸腾状态。上焦如雾,是指上焦有宣发卫气,以雾露弥漫的状态营养于肌肤、毛发及全身各脏腑组织的作用。上焦的功能,实际体现了心肺的气化输布作用。

2. 中焦如沤　沤,是指饮食物经腐熟和发酵状态的形象。中焦如沤,是指中焦脾胃对水谷精微的运化。中焦的功能主要是指脾胃的生理功能。

3. 下焦如渎　渎,即水沟,为排水渠道之意。下焦主泌别清浊,排泄二便,包括了肾、小肠、大肠、膀胱的功能。

考点: 六腑的生理功能

第3节　脏腑之间的关系

一、脏与脏之间的关系

1. 心与肺　心主血,肺主气,心与肺的关系,是气和血相互依存、相互为用的关系。血的运行有赖于气的推动,气的输散分布需要血的运载。如果肺气虚或肺失宣降,会影响心的行血功能,从而导致血瘀,出现胸闷,心率改变,口唇青紫等临床表现。若心气不足或心阳不振,血液运行不畅,可影响肺的宣发肃降,出现咳嗽,气促等临床表现。

2. 心与脾　心主血,脾统血,二者的关系主要表现在血的生成和运行两个方面。脾气旺盛,生血功能正常,则心有所主;而心血充足,则可营养脾气。血液在体内的循行,一方面要靠心气的推动,另一方面还需脾气的统摄才不致溢出脉外。如果思虑过度,耗伤心血,脾的运化功能也会受到影响,出现食欲不振、疲倦乏力等症;脾气虚弱,气血生化不利,或脾不统血,血

23

液外溢,则可致心血虚,心无所主,临床表现为心悸,失眠,多梦等。

3. 心与肝　心主血,肝藏血。心行血功能正常,则血液供应充分,肝有所藏;如果肝藏血功能失常,心无所主,血液运行也会受影响。临床上常见心血虚与肝血虚同时出现的病例。

心主神志,肝主疏泄,人的精神意识和情志与心肝有密切关系。心、肝病变也都可表现为情志的异常。如肝阳上亢患者既有头晕,目眩,烦躁易怒等肝病症状,又有心悸,失眠等心病表现。

4. 心与肾　心位居于上属阳,五行属火;肾位居于下属阴,五行属水。在正常情况下心火应当降于肾,以助肾阳温肾水,使肾水不寒;而肾水则须上济于心,以资心阴,从而防止心阳过亢。心肾之间的这种正常的相互帮助、相互制约的关系,称为"心肾相交"。如果肾水不足,不能滋润心阴以制约心阳,则出现心阳过亢,临床可见心烦,失眠,多梦,遗精等症。若心阳不振,心火不能下温肾水,使肾水不能化气,反而上凌于心,则可出现心悸,水肿等症。

5. 肺与脾　肺与脾的关系主要涉及气的生成和津液的输布代谢两方面。人体之气主要是由肺吸入的清气和脾胃所运化的水谷之气所组成。故肺的呼吸功能和脾的运化功能的健强,是人体气盛的保证。津液在体内的输布代谢主要由肺的宣发肃降、通调水道及脾的运化水液、输布津液来完成。肺以脾所运化输布的水谷精微为营养,才能使其功能活动得到保障;而脾运化水谷和水湿的功能,也需肺的宣降、通调水道来实现。如果脾气虚损,会导致肺气不足,出现疲乏倦息,少气懒言等症。若脾虚运化失调,水湿内停,生成痰饮,也会影响肺的宣降功能,出现咳嗽,喘息等症。而肺气虚衰,无法通调水道,水湿内停,则会使脾阳受阻,出现腹胀,便溏,水肿等症。

6. 肺与肝　肺与肝的关系主要涉及气机的调节。肺气肃降,肝气升发,升降协调,则气机通畅。如果肝升太过,或肺降不及,则会出现肺气上逆,表现为胁痛,易怒,咳逆,咯血等症。若肺失清肃,燥热内停,亦会导致肝失疏泄,气机郁结,出现咳嗽,胸胁胀满,头晕头痛等症。

7. 肺与肾　肺与肾的关系主要涉及津液代谢和呼吸运动两方面。

肾主水,能升清降浊,负责水液的蒸腾气化;肺为水之上源,可宣发肃降,通调水道。肺肾两脏相互配合,共同维持体内水液代谢的平衡。在病理状态下,肺失宣降,或肾的气化失调,均可影响水液代谢,出现尿少、水肿、喘促、喘逆等症。

肺主呼吸,肾主纳气,人体的呼吸运动由肺肾二脏相互配合,共同完成。如果肾气虚损,不能摄纳肺吸入之清气,气浮于上,则会出现呼多吸少,活动后症状加剧的情况。

肺肾关系的现代研究

现代研究表明:肺肾虽相隔较远,功能有异,但在调节体内酸碱平衡、清除废物、维护内环境的稳定中,关系密切,具有互补调节作用。如肾受损,出现酸中毒时,肺将代偿性呼吸加快加深;如肺功能障碍,CO_2潴留,肾将发挥强大的代偿作用,纠正高碳酸血症。肺有多种血管活性物质在肾中产生,这种调节失常则可出现水肿,心悸,气喘等。

8. 肝与脾　肝与脾的关系主要涉及饮食的消化和血液的生成、贮藏及运行。脾运化水谷的功能有赖于肝的疏泄功能,而肝又需依靠脾胃运化水谷精微,提供营养,才能保持疏泄功能的正常。若肝失疏泄,影响脾胃功能,则可见抑郁,胸闷,腹胀,腹泻,便溏等肝脾不和之证。而脾失健运,水湿内停,则使肝胆疏泄不利,出现黄疸。此外,脾为气血生化之源,且脾主统血,而肝主藏血,两脏均与血液的生理、病理情况相关。

9. 肝与肾　肝与肾的关系主要是精和血之间相互滋生相互转化的关系。肝藏血,肾藏精。肝血需要肾精的滋养,肾精又依赖于肝血的化生。故称为精血同源,或肝肾同源。肾精亏损,则会导致肝血不足,而肝血不足,也会致肾精亏损。肝主疏泄、肾主封藏,二者相互制约相辅相成。若其失调,则会影响女子的月经来潮和男子的泄精功能。

10. **脾与肾**　肾为先天之本,脾为后天之本,二者的关系是先天后天相互滋养的关系。脾气的健运,要依靠肾阳的温煦,而肾精也需要脾所运化的水谷精微的补充。脾肾两脏生理上相互滋助促进,病理上互相影响,互为因果。脾运化水湿,肾气化水液,两脏在津液代谢方面共同发挥作用。若其失调,则会影响水液代谢障碍,出现水肿,泄泻,小便不利等症。

二、脏与腑的关系

脏属阴,腑属阳,脏为里,腑为表,一脏一腑,一阴一阳,一里一表相互配合,通过经脉相互络属,构成了脏腑之间的密切联系。故脏与腑的关系,就是阴阳表里关系。

1. **心与小肠**　心的经脉属心而络小肠,小肠的经脉属小肠而络心。二者通过经络构成表里相合的关系。在病理情况下,表现突出。如心经实火通过经脉可下传于小肠,引起小肠实热,称为心移热于小肠,表现为小便灼热、赤涩,甚则尿血。小肠有热,亦可循经上熏于心,使心火亢盛,表现为口舌生疮等。

2. **肺与大肠**　肺与大肠的经脉互相络属,构成表里相合的关系。生理上,肺气降有利于大肠的传导,使大肠传导排泄粪便的功能正常。大肠腑气通畅,则有利于肺气的肃降,保持呼吸平稳。在病理上,常互相影响。如肺有病时,其肃降功能失常,则大肠传导失职,出现大便干结,排出困难等症。大肠功能失常,传导不利,则使肺气不降,甚或上逆,表现为胸闷、咳喘、呼吸困难等。

3. **脾与胃**　脾与胃同居中焦,有经络互相络属,从而构成表里相合的关系。胃主受纳,脾主运化;胃主降浊,脾主升清;胃属阳,脾属阴;胃喜润恶燥,脾喜燥恶湿。脾胃两者相反相成,共同完成饮食物的消化吸收及其精微的输布,从而滋养全身,故称脾胃为“后天之本”。如果脾为湿困,运化失职,清气不升,即可影响胃的受纳与和降,出现食少、呕吐、恶心、脘腹胀满等症。若饮食失节,食滞胃脘,胃失和降,常可影响及脾的升清与运化,出现腹胀,泄泻等症。

4. **肝与胆**　肝居右胁,胆附于肝之短叶间。肝胆经络互相络属,互为表里。肝与胆在胆汁的分泌、贮藏和排泄方面,存在着密切的联系。在病理上常相互影响。如肝的疏泄功能失常,可致胆道不利,胆汁排泄受到影响。若胆腑疏泄失职,胆汁排泄不畅,可致肝的气机不畅,产生胸胁胀痛,口苦等症。

5. **肾与膀胱**　肾居腰部,膀胱位于小腹,二者经脉互相络属,构成表里关系。肾主水液贯穿于水液代谢的始终,为主水之脏。膀胱贮尿、排尿,为主水之腑,而膀胱的开合作用,取决于肾的气化功能。肾的精气充盛,固摄有权,膀胱开合有度,则排尿功能正常。如果肾的精气不足,气化不利,膀胱开合失司,则使水液代谢紊乱,出现排尿困难,小便失禁或遗尿等症状。

三、腑与腑之间的关系

六腑的共同特点是受盛和传化水谷,六腑之间的关系主要是在饮食水谷的消化、吸收和废物排泄过程中的相互联系和紧密协调。饮食摄入人体之后,经胃的腐熟而下传至小肠进行进一步的消化,以分清浊。其中清者为水谷精微,通过脾的转输而营养全身;剩余的水液经肾入膀胱,成为尿液排出体外;浊者为糟粕,进入大肠传导为粪便,从肛门排出体外。在消化、吸收及排泄的过程中,胆汁排泄入小肠以助消化,而三焦的气化作用,则促进饮食水谷传化功能的正常进行。

六腑之间在病理上常相互影响,如脾胃湿热,常熏蒸肝胆,使得胆汁外溢,而出现黄疸。胆火过盛,则会影响至胃,出现呕吐苦水等症状。

第4节 精、气、血、津液

精、气、血和津液是构成人体和维持人体生命活动的基本物质。人体内精、气、血、津液和脏腑、经络等组织器官之间,在生理上,始终存在互为因果的密切关系。

一、精

精是构成和维持人体生命活动的基本物质。精的概念有广义和狭义之分。广义之精,泛指一切精微,包括肾所藏的精气、脏腑之精、水谷精微、气、血、津液,以及自然界的精微物质。狭义之精,指肾中所藏的生殖之精,是促进人体生长发育和生殖的基本物质。肾中之精有先天和后天之分。先天之精秉受于父母,是构成脏腑组织的原始生命物质。后天之精来源于脾胃运化的水谷精微。精的主要生理功能是生殖繁衍,促进人体的生长发育,生髓化血,滋养脏腑。

二、气

(一)气的概念

气是构成和维持人体生命活动的基本物质,具有运动的属性。

(二)气的生成和运动

气的生成来源有三个方面,即秉受于父母的先天之精气、饮食物中所化生的水谷之精气、肺所吸入的自然界之清气。所以,气的生成,与先天禀赋、后天营养以及肾、脾胃、肺的功能密切相关,其中脾胃的功能尤为重要。

气在人体内不停的运动,运动的基本形式是升、降、出、入。气的升降出入运动,称作"气机"。人体脏腑经络的生理活动,则是气升降出入运动的具体体现。如肺的呼吸功能,呼气体现了"出"和"升"的运动,吸气体现了"入"和"降"的运动;脾胃的消化功能表现为脾升清、胃降浊。气的升降出入运动协调平衡,称作"气机调畅";若气的升降出入运动的平衡失调,称作"气机失调",出现气滞、气逆等病理现象。

(三)气的功能

1. 推动作用 气是活力很强的精微物质,对人体的生长发育,脏腑、经络等组织器官的生理活动,血的生成和运行,津液的生成、输布和排泄等,均起着激发和促进作用。若气的推动作用减弱,可见生长发育迟缓或早衰,脏腑、经络功能减弱,血行瘀阻,水液停聚等病变。

2. 温煦作用 气是人体热量的来源。人体正常体温的维持,脏腑经络等组织器官的生理作用,血和津液的正常循环均依赖于气的温煦作用。若气的温煦作用减弱,可出现体温下降,四肢不温,血和津液运行迟缓等寒象。

3. 防御作用 气具有护卫机体,抗御外邪的作用。若气的防御功能减弱,抵抗力下降,则机体易患疾病。

4. 固摄作用 气对体内的血、津液等液态物质具有防止其流失的作用,对脏腑有固护作用。若气的固摄作用减弱,可出现衄血,崩漏,自汗,尿失禁,内器下垂等症。

5. 气化作用 气化指通过气的正常运动而产生的各种变化。气的运动促进了精、气、血、津液各自的新陈代谢和相互转化。如饮食物转化成水谷精气,再化成气、血、津液,最后经代谢转化成汗液、尿液、糟粕等,都是气化作用的具体表现。若气化功能异常,可导致各种代谢异常的病变。

（四）气的分类

1. 元气　又称"原气"、"真气"。元气根源于肾,由先天之精所化生,又依赖后天之精的充养,经三焦通达全身。元气的主要功能是推动人体的生长发育,调节和激发脏腑、经络等组织器官的生理活动,是人体生命活动的原动力。

2. 宗气　是由肺吸入的清气和脾胃运化的水谷精气结合而成。宗气聚集于胸中,上出咽喉,下蓄丹田。宗气的主要功能:一走息道以行呼吸,二贯心脉以行气血。凡语言、声音、呼吸的强弱,以及气血的运行,心脏搏动的强弱和节律等均与宗气的盛衰有关。

3. 营气　又称"荣气",主要由水谷精微所化生,是富有营养作用的一种气。营气分布在血脉之中,成为血液的组成部分,循行全身,常以"营血"并称。营气的主要功能是化生血液、营养脏腑、经络等组织器官。

4. 卫气　卫气与营气相对而言,由脾胃运化的水谷精微中活力最强、运动迅速、卫外有力的部分所化生。卫气行于脉外。它的主要功能有三个方面:一是护卫肌表,防御外邪;二是温养脏腑,润泽皮毛;三是控制汗孔的开阖,调节体温。

考点: 气的概念、分类和功能

链接

气之"无形"与"有形"

气是中国哲学、道教和中医学中常见的概念,是构成宇宙的最本原的物质。在中医学中,指构成人体及维持生命活动的最基本能量,同时也具有生理功能的含义,这与现代物理学意义上的气不尽相同。儒家气学派代表人物张载认为"气"在宇宙中有两种存在方式:一种是消散状态,细小、弥散、加上不停的运动,难以直接察知,故称"无形";一种是凝聚状态,细小而弥散的气,集中凝聚在一起,就成为看得见,摸得着的实体,故称"有形"。

三、血

（一）血的概念

血,即血液,是循行于脉管中的红色液体,是构成人体和维持人体生命活动的基本物质。

（二）血的生成

血主要由营气和津液组成。两者皆来源于脾胃运化的水谷精微。饮食物经过脾胃的消化吸收后,其精微部分化生为营气,通过心肺的气化作用,注之于脉,化赤为血。此外,精血同源,精可化血,精也是化生血液的基本物质。血的生成主要与脾胃、心肺肝肾等脏有关。

（三）血的功能

血具有营养和滋润全身的生理功能。血的濡养功能,主要体现在面色红润,肌肉壮实,皮毛润泽等。若血虚失养,可出现头晕目眩,面色不华,毛发干枯,肢端麻木等症。此外,血是神志活动的物质基础,血液充盈则精力充沛,思维敏捷;血液亏虚则见心悸,失眠,多梦,健忘等症。

（四）血的循行

血在脉管中的正常循行主要依赖气的推动和固摄作用。心主血、肺主气和肝主疏泄的综合作用是血液循环的动力;脾统血和肝藏血的作用则能固摄血液在血管之中正常运行,不溢出血管之外。此外,脉道是否通利,血的寒热,也直接影响着血液的运行。

考点: 血的概念和功能

四、津　液

（一）津液的基本概念

津液,是人体内一切正常水液的总称。其中清稀者为津,稠厚者为液。津液包括各脏腑、组织器官内的液体及其正常的分泌物,如胃液、肠液、涕、泪等。津液也是构成人体和维持人体生命活动的基本物质。

（二）津液的生成、输布和排泄

考点:津液的概念,津与液的区别

津液的生成依赖于脾胃对饮食物的运化功能。津液的输布主要依赖脾的运化水液,肺的通调水道,肾的气化,肝的调畅气机等多脏腑协调完成。津液的代谢产物以汗、尿、便等形式排出体外。在津液的输布与排泄过程中,肺、脾、肾三脏的功能正常与否,起着主要的调节平衡作用。

（三）津液的功能

津液有滋润、濡养的作用。津液布散全身以滋养五脏六腑等组织器官,津液在血脉之内,又是血液的组成部分。

五、精、气、血、津液之间的关系

（一）精与血的关系

肝藏血,肾藏精。精能生血,血能化精,两者都来源于脾胃运化的水谷之精,故有"精血同源"、"肝肾同源"之称。

（二）气与血的关系

气与血的关系可概括为:气为血之帅,血为气之母。

1. 气为血之帅

（1）气能生血:饮食物转化为水谷精微,水谷精微转化为营气和津液,营气和津液再化生为血液的过程,都离不开气和气化。故气旺则血足,气虚则血少。

（2）气能行血:即血的运行有赖于气的推动,故气行则血行,气滞则血瘀。

（3）气能摄血:指血在脉中运行有赖于气的固摄作用,防止血液溢出脉外。若气不摄血,则出现多种出血症状。

2. 血为气之母

（1）血能载气:血是气的载体,气若不能依附于血中,则气无所归。若失血过多则"气随血脱"。

（2）血能养气:血不断为气的功能活动提供充分营养,使气保持充盛。

（三）气与津液的关系

1. 气能生津　津液的生成,主要依赖脾气的运化、肺气的通调水道和肾的气化。

2. 气能行津　津液的输布和排泄,依赖于气的升降出入运动。

3. 气能摄津　气的固摄作用控制着津液的排泄,维持津液的代谢平衡。

4. 津能载气　气依附于津液而存在。

（四）血与津液的关系

血与津液都来源于脾胃所化生水谷精微,两者都具有滋润和濡养的作用。血行于脉中,渗出脉外可化为津液;津液渗入脉中,成为血液的组成部分,故有"津血同源"之称。

案例3-2

患者,女性,28岁。主诉:眩晕心悸1月余。自述近期由于劳累过度,营养不良,约1月前开始出现眩晕、心悸、失眠、多梦等症,伴见面色萎黄,唇、舌、甲色淡,脉细弱。诊断为心血虚证,并在补血药中加入补气药进行治疗。

问题:"在补血药中加入补气药"治疗血虚证,体现了气与血的哪一种关系?

小 结

藏象学说,是研究人体脏腑的生理功能、病理变化以及脏腑之间相互关系的学说。其基础是脏腑,包括五脏、六腑、奇恒之腑。五脏的生理特点为化生和贮藏精气;六腑的生理特点是受盛和传化水谷;奇恒之腑,形态类腑,功能类脏,兼藏精气。五脏六腑功能各有专司,脏腑之间生理上密切联系、病理上相互影响。人体就是以五脏为中心,结合六腑、奇恒之腑,精、气、血、津液、形体官窍,通过经络相络属共同组成一个有机的整体。学习藏象学说对于养生、延寿、防病和疾病的诊治护理康复具有重要的意义。

精、气、血和津液是构成人体和维持人体生命活动的基本物质。精气血津液是脏腑正常生理活动的产物,同时它们又是人体生命活动的物质基础。肾中之精有先天和后天之分,两者相互促进。气处于不断的运动状态,并有推动、温煦、防御、固摄、气化等功能。血主要由营气和津液组成,具有营养和滋润全身的生理功能,血在脉管中的正常循行主要依赖气的推动和固摄作用。津液,是人体内一切正常水液的总称,其生成依赖于脾胃对饮食物的运化功能,对身体有滋润、濡养的作用。

自 测 题

A₁ 型题

1. 藏象的基本含义是(　　)

   A. 五脏六腑的形象

   B. 内在组织器官的形象

   C. 五脏六腑和奇恒之府

   D. 藏于内的脏腑及表现于外的生理病理现象

   E. 以五脏为中心的整体观

2. 五脏生理功能的特点是(　　)

   A. 传化物而不藏,实而不能满

   B. 藏精气而不泻,实而不能满

   C. 藏精气而不泻,满而不能实

   D. 传化物而不藏,满而不能实

   E. 虚实交替,泻而不藏

3. 老人骨脆易折,小儿囟门迟闭,骨软无力多因(　　)

   A. 肾阴不足　B. 肾阳不足　C. 髓海空虚

   D. 肾精不足　E. 心血不足

4. 下列哪项不属于奇恒之腑(　　)

   A. 脉　B. 女子胞　C. 三焦　D. 胆　E. 脑

5. 天癸的产生主要取决于(　　)

   A. 肾中精气的充盈　B. 脾气的健运

   C. 肾阳的蒸腾气化　D. 肝血的充足

   E. 肾阴的濡润滋养

6. 脾为气血生化之源的生理基础是(　　)

   A. 脾主升清　　　B. 脾主统血

   C. 人以水谷为本　D. 脾为后天之本

   E. 脾主运化水谷精微

7. 在肝主疏泄各种功能表现中,最根本的是(　　)

   A. 调畅情志　　　B. 调畅气机

   C. 调节血量　　　D. 疏通水道

   E. 促进脾胃运化功能

8. 肺主气,主要取决于(　　)

   A. 生成宗气　　　B. 宣发卫气

   C. 调节全身气机　D. 肺的呼吸功能

   E. 肺气通于天

9. 五脏六腑之大主是(　　)

   A. 心　　B. 肺　　C. 脾

   D. 肝　　E. 肾

10. 心主神志最主要的物质基础是(　　)

   A. 津液　　B. 血液　　C. 精液

D. 宗气　　E. 营气

11. 下列哪项有误（　　）

　　A. 心在体合脉　　　B. 肺在体合鼻

　　C. 脾在体合肉　　　D. 肝在体合筋

　　E. 肾在体合骨

12. 胆汁的化生和排泄主要依赖于（　　）

　　A. 脾主运化功能　　B. 肾主藏精功能

　　C. 肺主宣发功能　　D. 肝主疏泄功能

　　E. 心主血脉功能

13. 全身"元气"和"水液"运行的通道是（　　）

　　A. 三焦　　　B. 肺、脾、肾　　C. 十二经脉

　　D. 奇经八脉　　E. 以上均不是

14. 下列不属于表里关系的脏腑是（　　）

　　A. 心与心包络　　B. 脾与胃　　　C. 肝与胆

　　D. 肺与大肠　　　E. 肾与膀胱

15. "水火既济"是指哪两脏的关系（　　）

　　A. 心肺关系　　B. 心肾关系　　C. 肝肾关系

　　D. 肺肾关系　　E. 脾肾关系

16. 人体生命活动的原动力是（　　）

　　A. 卫气　　　B. 元气　　　C. 营气

　　D. 宗气　　　E. 以上都不是

17. 与语音、声音、呼吸的强弱有关的是（　　）

　　A. 卫气　　　B. 元气　　　C. 宗气

　　D. 营气　　　E. 以上都不是

18. 患者出现自汗,流涎,衄血,尿失禁是气的哪项功能失常（　　）

　　A. 推动作用　　B. 温煦作用　　C. 防御作用

D. 固摄作用　　　E. 气化作用

19. 易于感冒,是气的什么功能减弱的表现（　　）

　　A. 固摄　　　B. 气化　　　C. 温煦

　　D. 推动　　　E. 防御

20. 呃逆,嗳气,恶心,呕吐等症状,属于（　　）

　　A. 胃气上逆　　B. 肝气上逆　　C. 肺气上逆

　　D. 肝脾不调　　E. 肝胃不和

21. 血的生成与那个脏腑的关系最为密切（　　）

　　A. 心　　　　B. 肺　　　　C. 脾

　　D. 肝　　　　E. 肾

22. 在治疗大出血时,用补气的方法的机制是（　　）

　　A. 气能生血　　B. 气能摄血　　C. 气能行血

　　D. 血能载气　　E. 血能养气

23. 津液的生成不足,主要责之于（　　）

　　A. 肝　　　　B. 脾　　　　C. 肾

　　D. 肺　　　　E. 心

24. 津液输布的主要通道是（　　）

　　A. 血管　　　B. 腠理　　　C. 经络

　　D. 三焦　　　E. 脏腑

25. 机体水液代谢过程中起最主要作用的脏腑是（　　）

　　A. 脾、胃、膀胱、肾

　　B. 脾、肝、肾及三焦

　　C. 肾、脾、肺及小肠

　　D. 肺、脾、肝、肾

　　E. 肺、脾、肾及三焦

（王跃丰　林柳艺）

第4章

经　　络

经络学说,是研究人体经络的生理功能、病理变化及其与脏腑、形体官窍、气血津液之间相互关系的学说,是中医学理论体系的重要组成部分。它不仅是针灸、推拿、气功等学科的理论基础,同时对指导中医临床各科均有十分重要的意义。

第1节　经络的基本概念和经络系统的组成

一、经络的基本概念

经络是人体运行气血,联络脏腑,沟通内外,贯穿上下的通路。包括经脉和络脉。经,有路径的意思,经脉是经络系统中的主干,大多循行于人体的深部;络,有网络的意思,络脉是经脉的分支,纵横联络,遍布全身,其分布部位较浅。经脉与络脉纵横交错,把人体的五脏六腑、四肢百骸、五官九窍、皮肉筋脉等联结成一个有机整体。

二、经络系统的组成

经络系统由经脉和络脉两大部分组成。经络系统结构见图4-1。

考点:经脉包括的内容

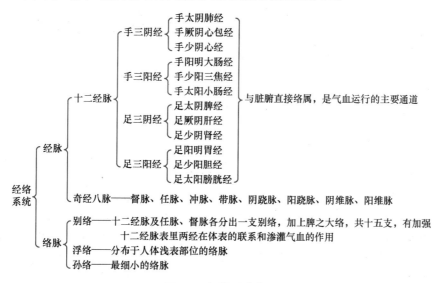

图4-1　经络系统简图

（一）经脉

经脉包括十二经脉和奇经八脉，是经络系统的主体，全身气血运行的主要通道。

十二经脉即手三阴经、手三阳经、足三阴经、足三阳经，又称"十二正经"。它们左右对称地分布于人体的头面、躯干和四肢，各自分属于一个脏或一个腑。

链接

经络实质的研究

关于经络实质的研究，国内外中西医做了大量的工作，主要包括：①经络实质与神经、脉管的关系；②经络与中枢神经功能的关系；③经络与神经-体液调节功能的关系；④经络与机体生物电的关系。初步认为，中医学中经络是一个大的概念，似乎包括了现代医学中的脉管系统、神经系统、神经-体液调节系统的部分形态和生理功能及病理现象。

浮络是浮行于人体浅表部位的络脉。

孙络是络脉中最细小的分支。

奇经有八条，即督脉、任脉、冲脉、带脉、阴跷脉、阳跷脉、阴维脉、阳维脉，合称"奇经八脉"。这些经脉"别道奇行"，分布不像十二经脉那样规则，且无脏腑络属关系，故名"奇经"。

（二）络脉

络脉分为别络、浮络和孙络。

别络是络脉中较大者，共十五支，其中十二经脉与任督二脉各有一支别络，加上脾之大络，合称"十五别络"。

案例4-1

患者，男性，50岁，心前区疼痛已有年余。昨日饮酒后疼痛加重，并放射至左肩背及上肢内侧后缘，常伴有胸闷，心悸，气短，痰多，失眠多梦，舌质暗红，苔厚腻，脉沉弦。

问题：1. 用经络理论说明该患者属于何经病变？

2. 说出该经脉的具体循行。

案例4-2

患者，女性，18岁，学生。外出踏青旅游，归来即觉皮肤瘙痒，随之出现成块之疙瘩风团，尤以肱骨内侧前缘为甚，疏密不一。入夜瘙痒处此消彼起，难以入眠，惟幸所消之处不留疹迹与皮损，舌苔薄，脉浮数。

问题：1. 对病邪侵袭何经作出诊断。

2. 写出该经脉的名称。

第2节 十二经脉

一、十二经脉的命名

十二经脉对称地分布于人体的两侧，分别循行于上肢或下肢的内侧或外侧，每一条经脉分别属于一个脏或一个腑，因此，每一条经脉的名称，是根据手足、阴阳、脏腑三个方面而命名的。手经循行于上肢，足经循行于下肢。阴经属脏，循行于四肢内侧；阳经属腑，循行于四肢外侧。分布于四肢内侧的经脉其前缘、中线、后缘的次序分别为太阴经、厥阴经和少阴经；分布于四肢外侧的经脉其前缘、中线、后缘的次序分别为阳明经、少阳经和太阳经。

考点：十二经脉的命名原则

十二经脉据此规律，分别命名为：手太阴肺经、手厥阴心包经、手少阴心经、手阳明大肠经、手少阳三焦经、手太阳小肠经、足太阴脾经、足厥阴肝经、足少阴肾经、足阳明胃经、足少阳胆经、足太阳膀胱经。

二、十二经络的走向、交接、分布规律

（一）走向和交接规律

十二经脉分为手足三阴经和手足三阳经四组，每组的走向是一致的。《灵枢·逆顺肥瘦》载："手之三阴，从胸走手；手之三阳，从手走头；足之三阳，从头走足；足之三阴，从足走腹"。即：手三阴经，从胸走手，交于手三阳经；手三阳经，从手走头，交于足三阳经；足三阳经，从头走足，交于足三阴经；足三阴经，从足走腹、胸，交于手三阴经。这就是十二经脉的走向和交接规律（图 4-2）。

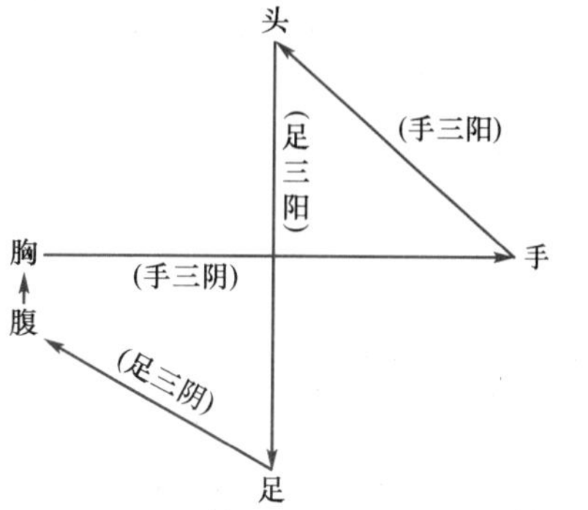

（二）十二经脉在体表的分布规律

1. 四肢部的分布规律　阴经分布于四肢的内侧，阳经分布于四肢的外侧。内侧三阴经分布特点是：太阴经在前缘，厥阴经在中线，少阴经在后缘，但下肢内踝上 8 寸以下，足厥阴经在前，足太阴经在中线。外侧三阳经分布特点是：阳明在前缘，少阳在中线，太阳在后缘。

2. 头面部的分布规律　阳明经行于面部、额部；少阳经行于耳颞部，太阳经行于面颊、头顶和枕项部。另外，足厥阴经也循行至头部。

手三阳经止于头面，足三阳经起于头面，手足六阳经均循行会合于头面部，所以说："头为诸阳之会"。

3. 躯干部的分布规律　手三阴经均从腋下走出；手三阳经行于肩和肩胛部；足三阳经中阳明经行于胸腹部，太阳经行于背部，少阳经行于侧面；足三阴经均行于胸腹部。循行于胸腹部的经脉，以前正中线为基准，自内向外的顺序为足少阴经、足阳明经、足太阴经和足厥阴经。

图 4-2　十二经脉走向与交接规律示意图

考点：十二经脉的走向规律

三、十二经脉的体表循行路线

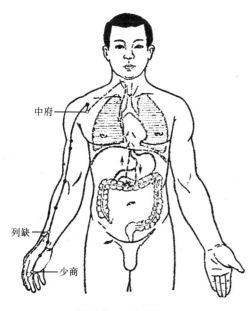

图 4-3　手太阴肺经

（一）手太阴肺经

起于胸部外上方（中府穴），出腋下，沿上肢内侧前缘下行，过肘窝，入寸口，经鱼际，终于拇指桡侧端（少商穴）（图 4-3）。

（二）手阳明大肠经

起于食指桡侧端（商阳穴），经过手背行于上肢外侧前缘，上肩，经肩、颈部、面颊，终于对侧鼻翼旁（迎香穴）（图 4-4）。

（三）足阳明胃经

起于鼻翼旁（迎香穴），挟鼻上行，左右侧交会于鼻根部，旁行入目内眦，向下沿鼻柱外侧，入上齿中，还出，挟口两旁，环绕口唇，在颏唇沟处左右相交，退回沿下颌骨后下缘到（大迎穴）处，沿下颌角上行过耳前，经颧弓上行，沿发际，到额前。

分支：从胃下口幽门处分出，沿腹腔深层，

下行到气冲穴,与直行之脉会合,而后下行于大腿前侧,至膝膑,沿下肢外侧前缘下行至足背,终于足第二趾外侧端(厉兑穴)(图 4-5)。

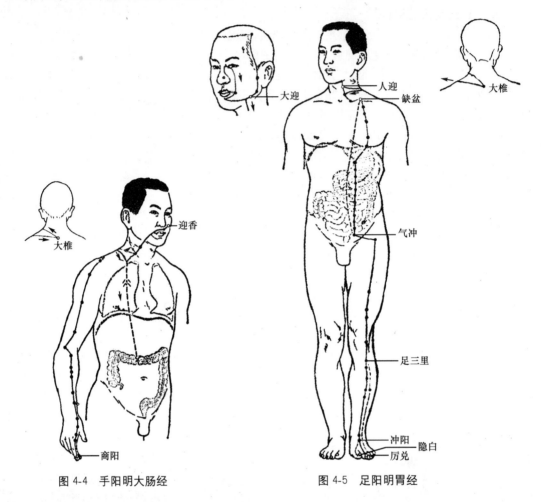

图 4-4　手阳明大肠经　　　　　　　图 4-5　足阳明胃经

（四）足太阴脾经

起于足大趾内侧端(隐白穴),沿内侧赤白肉际,上行过内踝前缘,沿小腿内侧正中线上行,在内踝上 8 寸处,走在足厥阴肝经之前,沿大腿内侧前缘上行,进入腹部。向上穿过膈肌,食道旁上行,挟咽两旁,连舌根,散舌下,终于腋下大包穴(图 4-6)。

（五）手少阴心经

起于腋下(极泉穴),沿上肢内侧后缘,过肘中,经掌后锐骨端,进入掌中,沿小指桡侧,终于小指桡侧端(少冲穴)(图 4-7)。

（六）手太阳小肠经

起于小指外侧端(少泽穴),沿手背、上肢外侧后缘,过肘部,到肩关节后面,绕肩胛部,交会于督脉之大椎穴,前行入缺盆。缺盆部支脉;沿着颈部,至目外眦,终于听宫穴(图 4-8)。

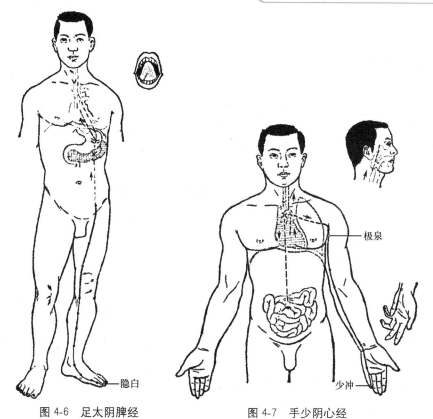

图 4-6　足太阴脾经

图 4-7　手少阴心经

（七）足太阳膀胱经

起于目内眦（睛明穴），向上经过额部，左右交会于头顶部（百会穴）。直行者：从头顶部分出，向后下行至枕骨处，入颅络脑，回出下行到项部（天柱穴），再下行交会于大椎穴，再分左右沿肩胛内侧、脊柱两旁（1.5 寸）下行，到达腰部（肾俞穴），进入脊柱两旁的肌肉，深入体腔，络肾，属膀胱。

分支：从项分出下行，经肩胛内侧，从附分穴挟脊（脊柱正中旁开 3 寸）下行至髀枢（髋关节，环跳穴处），经大腿后侧至腘窝中与前一支脉会合，然后下行穿过腓肠肌，出走于足外踝后，沿足背外侧缘至足小趾外侧端（至阴穴）（图 4-9）。

（八）足少阴肾经

起于足小趾下，斜行于足心（涌泉穴），出行于舟骨粗隆下，经内踝后进入足跟部，向上沿小腿内侧后缘上行，至腘窝内侧，直上大腿内侧后缘，至尾骨部，入脊内，穿过脊柱至腰，属肾，络膀胱（图 4-10）。

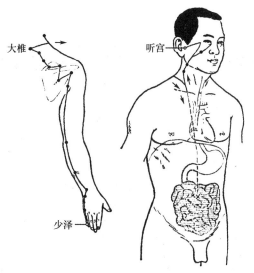

图 4-8　手太阳小肠经

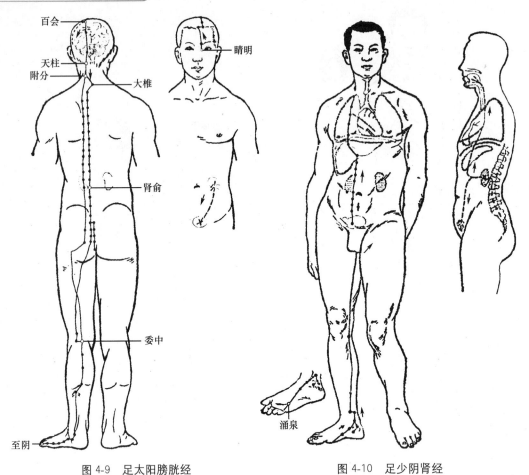

图 4-9　足太阳膀胱经　　　　　　　图 4-10　足少阴肾经

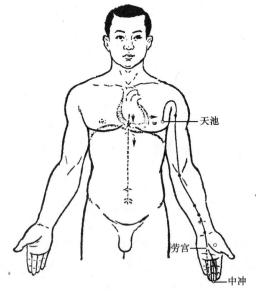

图 4-11　手厥阴心包经

（九）手厥阴心包经

起于胸中,胸部的分支:从胸中分出,沿胸浅出于胁部,当腋下三寸处（天池穴）,向上至腋窝,沿上肢内侧中线入肘,经腕部,入掌中（劳宫穴）,沿中指至指端（中冲穴）（图 4-11）。

（十）手少阳三焦经

起于无名指尺侧端（关冲穴）,沿无名指尺侧至手腕背面,上行尺骨、桡骨之间,直上穿过肘部,沿上臂外侧上行至肩部,向前行入缺盆,支脉经颈、耳,终于目外眦（丝竹空穴）（图 4-12）。

（十一）足少阳胆经

起于目外眦（瞳子髎穴）,向上至额角,再向下到耳后（完骨穴）,再折向上行,经额部至眉上(阳白穴),又向后折至耳后(风池穴),沿颈部侧面下行至肩上,于项后左右交会于大椎穴,前行入缺盆。

直行者:从缺盆下行至腋,沿胸侧,过季肋,下行至髋关节部(环跳穴)与前脉会合,再向下沿大腿外侧、膝关节外缘,行于腓骨前面,直下至腓骨下端,浅出外踝之前,沿足背行出于足第四趾外侧端(足窍阴穴)(图4-13)。

(十二)足厥阴肝经

起于足大趾爪甲后丛毛处(大敦穴),沿足背向上,至内踝前一寸处,沿胫骨内缘向上,在内踝上八寸处交出于足太阴脾经之后,上行过膝内侧,沿大腿内侧中线进入阴毛中,绕阴器,抵少腹,挟胃两旁,属肝,络胆,向上穿过横膈,分布于胁肋部,沿喉咙之后,向上进入鼻咽部,上行连于目系,出于额,上行与督脉会于头顶部(图4-14)。

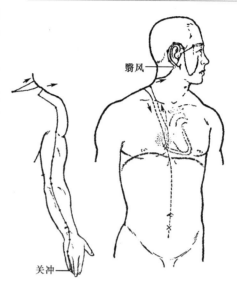

图 4-12　手少阳三焦经

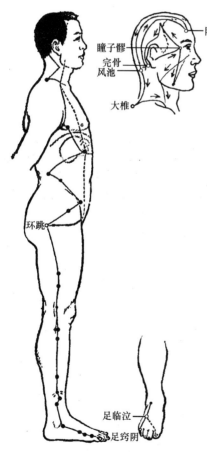

图 4-13　足少阳胆经

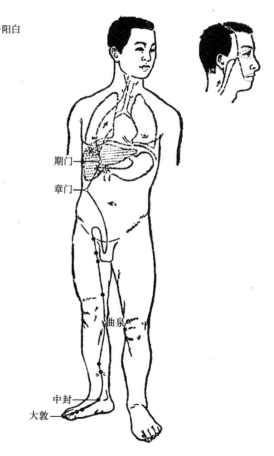

图 4-14　足厥阴肝经

第3节 奇经八脉

奇经八脉是督脉、任脉、冲脉、带脉、阴跷脉、阳跷脉、阴维脉、阳维脉的总称。奇经与十二经脉不同，它们与脏腑无表里属络关系，且分布也不像十二经脉那样规则，故称"奇经八脉"。

考点：奇经八脉组成

奇经八脉的名称，不像十二经脉那样有手足、阴阳、脏腑的共同规律，而是各具含义。督，有统帅、总管之意；任，有总任、担任及妊养之意；冲，有要冲、要道之意；带，有腰带、束带之意；跷，有轻捷跷健之意；维，有维系、联结之意。阴阳跷脉与阴阳维脉之阴阳，均表示经脉循行于下肢的内侧或外侧。

一、循行分布规律

奇经八脉纵横交错地循行分布于十二经脉之间，其循行分布虽不像十二经脉那样规则，但它们在体表的分布还是有一定规律的。

督脉、任脉、冲脉皆起于胞中，同出于会阴，然后别道而行，分布于腰背胸腹等处，所以称此三脉为"一源三岐"。

督脉从会阴向后再向上，分布于腰、背正中线，再经项、头顶、额到口唇。任脉从会阴向前再向上，分布于腹、胸正中线，经咽喉、口唇以至目眶下。冲脉从会阴向前再向上，夹脐而行，直冲而上，主要分布于腹、胸。带脉横围于腰腹，绕身一周，状如束带。跷脉与维脉均分阴阳，左右对称，并且皆起于下肢，自下而上：阳跷脉行于下肢外侧、腹部、胸后及肩、头部；阴跷脉行于下肢内侧、腹胸及头目；阳维脉行于下肢外侧、肩和头项；阴维脉行于下肢内侧、腹部和颈部。

二、生 理 功 能

（一）加强十二经脉的联系

奇经八脉在循行分布过程中纵横交叉于十二经脉之间，加强了各条经脉之间的联系，并能补充十二经脉在循行分布上的不足。如督脉多次与手足三阳经及阳维脉交会，总督一身之阳经而称为"阳脉之海"；任脉多次与手足三阴经及阴维脉交会，总任一身之阴经而称"阴脉之海"；冲脉通行上下，渗灌三阴、三阳，有"十二经脉之海"之称；带脉"约束诸经"；阳维脉维系、联络全身阳经而与督脉相合，阴维脉维系、联络全身阴经而与任脉相会；阴跷脉与阳跷脉对下肢内外侧的阴经与阳经有协调作用。

（二）调节十二经脉气血

当十二经脉气血旺盛有余时，就流注于奇经，蓄以备用；当人体功能活动需要或十二经脉气血不足时，可由奇经溢出给予补充，以保证机体不同生理状态时的需要。

（三）与肝、肾等脏及奇恒之腑关系密切

奇经八脉虽然不像十二经脉那样与脏腑有直接的属络关系，但在循行分布过程中与肝肾及脑、髓、女子胞等奇恒之腑有密切的联系，相互之间在生理和病理上均密切相关。

第4节 经络的生理功能

一、沟通表里上下，联络脏腑器官

人体是由五脏六腑、四肢百骸、五官九窍、皮肉筋脉等所构成，它们虽各有不同的生理功能，但又共同进行着有机的整体活动。这种相互联系与有机配合，主要是依靠经络的联络、沟

通作用来实现的。具体体现在以下几个方面：

（一）脏腑之间的联系

十二经脉在体内与脏腑相连属，其中阴经属脏络腑，阳经属腑络脏，一脏配一腑，一阴配一阳，形成了脏腑、阴阳、表里属络关系。

（二）脏腑与体表的联系

内在脏腑与外周体表肢节的联系，主要是通过十二经脉的沟通作用来实现的。《灵枢·海论》说："夫十二经脉者，内属于脏腑，外络于肢节。"

（三）脏腑与五官九窍之间的联系

十二经脉内属于脏腑，而且有些经脉在体表的循行中，可分布到五官九窍。如足太阴脾经"连舌本，散舌下"，足厥阴肝经"连目系"等。可见，五官九窍与内脏之间，也是通过经脉的沟通而联系起来的。

（四）经脉之间的联系

十二经脉有一定的交接规律和流注次序，除了依次首尾相接、阴阳相贯外，还有许多交叉和交会；另外，十二经脉和奇经八脉之间也是纵横交错相互联系的；还有无数络脉，它们从经脉分出，网络沟通于经脉、脏腑之间，使经络系统成为一种具有完整结构的网络调节系统。

二、通行气血阴阳

人体的各个组织器官，不仅是以气血阴阳为基本物质所构成，而且还必须依赖气血阴阳的濡养、推动等作用，才能维持正常的生理活动。而气血阴阳之所以能通达全身，则有赖于经络的通行与传注。故《灵枢·本藏》说："经脉者，所以行气血而营阴阳，濡筋骨，利关节者也"。

三、感应传导与传递信息

感应与传导，是指经络对于机体内外各种刺激所产生的感应，通过传导作用，将其内外上下传递的生理功能。经络循行分布于人体各组织器官，沟通表里上下，犹如机体的信息传导网，具有传递各种信息的作用。如针刺疗法中的"得气"现象，就是这一功能的表现之一。

四、调节功能活动

经络系统通过其沟通联系、运输渗灌气血作用及其感应与传递信息的作用，对各脏腑、形体、官窍的功能活动进行调节，使人体复杂的生理功能协调统一，维持平衡、有序的生命活动。**考点：**<u>经络的生理功能</u>疾病状态时，可运用针灸、推拿等方法以激发经络之气的调节作用，以达到"泻其有余，补其不足，阴阳平复"（《灵枢·刺节真邪》）的目的。

小结

经络学说是阐述人体经络系统的内容、循行分布规律、生理功能、病理变化等的一种基础理论。经络是人体结构的重要组成部分，由经脉和络脉两个部分组成，它与脏腑、形体官窍等组织器官，共同构成了完整的人体。

以十二经脉为主体的经络系统，具有联络组织器官，沟通表里上下，通行气血阴阳、感应与传导、调节功能活动等基本功能。奇经八脉错综贯穿在十二经脉之间，具有加强十二经脉间的联络与沟通，调节十二经脉中气血阴阳，并参与女性的特殊生理活动等功能特点。

自测题

一、名词解释

1. 经络　2. 奇经八脉　3. 一源三岐

二、填空

1. 手太阴肺经属_____络_____。

2. 经络是由_____和_____两部分组成。

3. 气血运行的主要通路是_____。

4. 一源三岐所指的三条经脉是_____、_____、_____。

三、选择题

A_1 型题

1. 中医学认为人体是一个统一的整体是通过下列哪项联系的（　　）

   A. 五脏　　　B. 六腑　　　C. 奇恒之腑

   D. 经络　　　E. 以上均不是

2. 手三阴经与手三阳经的交会处是（　　）

   A. 手　　　B. 足　　　C. 胸

   D. 腹　　　E. 头

3. 手太阴经分布于上肢的部位是（　　）

   A. 外侧前缘　B. 外侧后缘　C. 内侧前缘

   D. 内侧后缘　E. 内侧中线

4. 根据十二经脉的流注顺序，手厥阴之后接（　　）

   A. 小肠经　B. 大肠经　C. 三焦经

   D. 心经　　E. 肺经

5. 分布于上肢内侧面的经脉，其前、中、后的顺序是（　　）

   A. 太阴、少阴、厥阴　B. 少阴、厥阴、太阴

   C. 太阴、厥阴、少阴　D. 厥阴、少阴、太阴

   E. 少阴、太阴、厥阴

6. 按照十二经脉气血的流注次序，手少阳经上接（　　）

   A. 足太阴经　　　　B. 足厥阴经　C. 手厥阴经

   D. 足少阴经　　　　E. 足太阳经

7. 十二经脉中，手足阴经交接于（　　）

   A. 上肢　　　　　B. 下肢　C. 头面

   D. 胸中　　　　　E. 腹部

8. 循行于腰背部正中线的是（　　）

   A. 冲脉　　　　　B. 任脉　C. 督脉

   D. 肾经　　　　　E. 膀胱经

9. 称之为"十二经脉之海"的经脉是（　　）

   A. 督脉　　　　　B. 任脉　C. 肝经

   D. 冲脉　　　　　E. 阴维脉

四、简答题

1. 简述十二经脉的走向和交接规律。

2. 十二经脉在头面、四肢、躯干的分布规律如何？

3. 奇经八脉的生理功能有哪些？

4. 简述经络的生理功能。

（王　萍）

第5章

病因病机

人体任何疾病的发生及其发展变化都是有其原因和机理的,掌握各种病因的性质和致病特点及其所致病证的临床表现,了解疾病发生、发展与变化的机理,对辨证施护有着重要的意义。

> **案例5-1**
>
> 患者,男性,45岁。腰脊疼痛,下肢关节强直3年。现觉胸痛,腰脊及下肢关节疼痛,膝踝关节肿胀难伸,行走需用拐杖。每逢寒冷阴雨天气疼痛加剧。腿部肌肉萎缩,乏力神疲,舌淡苔薄,脉细滑。
>
> **问题**:1.该患者的病因与六淫中哪些邪气有关?
>
> 　　　2.中医用什么方法研究病因?

病因病机是研究病因的性质、致病特点及疾病发生、发展与变化机理的学说,是中医学理论体系的重要组成部分,以整体观念为其理论基础,指导临床护理和治疗用药,为辨证施护提供理论依据。

第1节 病　因

凡能导致疾病发生的原因,即是病因,也称致病因素。致病因素多种多样,如六淫、七情、饮食失宜、劳逸失度等,均可成为病因而导致发病。另外,有些在疾病过程中产生的病理产物也可成为病因,如痰饮、瘀血等。中医认识病因的方法,是在整体观念的指导下,除了解发病过程中可能作为致病因素的客观条件外,主要是以临床表现为依据,通过分析病证的症状、体征来推求病因,为治疗护理提供依据。这种方法称为辨证求因或审证求因。

一、六　淫

六淫,即风、寒、暑、湿、燥、火(热)六种外感病邪的统称。风、寒、暑、湿、燥、火在正常情况下称为"六气",是自然界六种不同的气候变化,是万物和人类赖以生存的必要条件。人类长期生活在六气交互更替的环境中,对其产生了一定的适应能力,一般不会致病。但在自然界气候异常变化,超过了人体的适应能力,或人体的正气不足,抵抗力下降,不能适应气候变化而发病时,六气则成为病因。此时,伤人致病的六气便称之为"六淫"。淫,有太过和浸淫之意。六淫致病具有以下的共同特点:　　**考点**:六淫的概念

1. **外感性**　六淫致病,其致病途径多从肌表、口鼻而入,或两者同时受邪。故六淫致病,多称"外感病"。

2. **季节性**　六淫致病常有明显的季节性。如冬季多寒病,春季多风病。

3. **地域性**　六淫致病与生活、工作的区域环境密切相关。如西北高原多燥病、寒病,久居湿地多湿病。

4. 相兼性　六淫邪气既可单独伤人致病,也可两种或两种以上同时侵犯人体而为病。如风寒感冒,风热感冒。

5. 转化性　六淫致病,在一定条件下可以相互转化。如寒邪郁久可化热。

此外,临床上还有由于脏腑阴阳气血失调所产生的内风、内寒、内湿、内燥、内热(火)等五种病理变化,类似风、寒、湿、燥、火的证候,称为"内生五邪"。

考点:六淫的概念

六淫的现代研究

现代研究发现,某些疾病与气候变化确实存在着直接或间接的关系。季节气候及地域环境因素对致病媒介生物、细菌、病毒、寄生虫的繁殖和传播及代谢物的毒力影响很大。同时观察到对宿主免疫抵抗力和调节适应能力也有较大影响。除中暑、冻伤等属于气象因素直接影响外,心脑血管病、消化系统病、风湿病、眼科病、精神分裂症、肿瘤等,均受气象变化的影响。因此,六淫应是季节气候和地域环境因素对致病微生物和机体反应特征相综合的概念。

(一)风邪

风为春季的主气。风气淫胜,伤人致病,则为风邪。风邪为病,四季常有,以春季为多见。风邪是外感病极为重要的致病因素。风邪的性质和致病特征为:

1. 风为阳邪,轻扬开泄,易袭阳位　风邪具有轻扬、升发、向上、向外的特性,故属于阳邪。其性开泄,指其易使腠理宣泄开张而有汗出。故风邪侵袭,常伤及人体的上部,如头、面部、阳经和肌表,使皮毛腠理开泄,出现头痛,汗出,恶风等症。故《素问·太阴阳明论》说:"伤于风者,上先受之。"

2. 风性善行而数变　善行,指风性善动不居,游移不定。故其致病具有病位游移、行无定处的特征。如痹证,若见游走性关节疼痛,痛无定处,则属于风邪偏盛的表现,称为行痹或风痹。数变,指风邪致病变幻无常,发病迅速。如风疹就表现为皮肤瘙痒时作,疹块发无定处,此起彼伏,时隐时现等特征。同时,以风邪为先导的外感病,一般发病急,传变也较快。如风中于头面,可突发口眼歪斜;小儿风水证,起病仅有表证,但短时间内即可现头面、一身俱肿、小便短少等。

3. 风性主动　主动,指风邪致病具有动摇不定的特征。如风邪入侵,常见颜面肌肉抽搐,眩晕,震颤,抽搐,颈项强直,角弓反张,两目上视等。临床上因受风而面部肌肉颤动,或口眼歪斜,为风中经络;因金刃外伤,复受风毒之邪而出现四肢抽搐、角弓反张等症,也属风性主动的临床表现。

4. 风为百病之长　长者,首也。风为百病之长,一是指风邪常兼他邪合而伤人,为外邪致病的先导。因风性开泄,凡寒、湿、暑、燥、热诸邪,常依附于风而侵犯人体,从而形成外感风寒、风湿、风热、风燥等证。二是指风邪袭人致病最多。风邪终岁常在,故发病机会多;风邪侵入,无孔不入,表里内外均可遍及,侵害不同的脏腑组织,可发生多种病证。

(二)寒邪

寒为冬季之主气。若寒冷太过,伤人致病则为寒邪。寒邪常见于冬季。寒客肌表,郁遏卫阳者,称为伤寒;寒邪直中于里,伤及脏腑阳气者,称为中寒。寒邪的性质和致病特征为:

1. 寒为阴邪,易伤阳气　寒为阴气盛的表现,故称为阴邪。寒邪侵入后,机体的阳气奋起抵抗。阳气本可制阴祛寒,但若寒邪亢盛,则阳气不仅不足以驱除寒邪,反为寒邪所侵害。所以,感受寒邪,最易损伤人体阳气。寒邪伤阳,可致寒遏卫阳的实寒证,或阳气衰退的虚寒证。如外寒侵袭肌表,卫阳被遏,可见恶寒,发热,无汗,鼻塞,流清涕等症;寒邪直中脾胃,脾阳受损,可见脘腹冷痛,呕吐,腹泻等症;若心肾阳虚,寒邪直中于少阴,则可见恶寒蜷卧,手足厥冷,下利清谷,小便清长,精神委靡,脉微细等症。

2. 寒性凝滞　　凝滞,即凝结阻滞。寒性凝滞,即指寒邪侵入,易使气血津液凝结、经脉阻滞之意。人身气血津液之所以畅行不息,全赖一身阳和之气的温煦推动。一旦阴寒之邪侵犯,阳气受损,失其温煦,易使经脉气血运行不畅,甚或凝结阻滞不通,不通则痛。故疼痛是寒邪致病的重要临床表现。寒邪侵犯部位不同,可出现多种疼痛症状。如寒客肌表经络,气血凝滞不通,则头身肢体关节疼痛,痹证中若以关节冷痛为主者,称为寒痹或痛痹;寒邪直中胃肠,则脘腹剧痛;寒客肝脉,可见少腹或阴部冷痛等。

3. 寒性收引　　收引,即收缩牵引。寒性收引,是指寒邪侵袭人体,可使气机收敛,腠理、经络、筋脉收缩而挛急。如寒邪侵及肌表,毛窍腠理闭塞,卫阳被郁不得宣泄,可见恶寒、发热、无汗等;寒客血脉,则气血凝滞,血脉挛缩,可见头身疼痛,脉紧;寒客经络关节,则经脉收缩拘急,甚则挛急作痛,屈伸不利,或冷厥不仁等。

(三) 暑邪

暑为夏季的主气。暑为火热之气所化,暑气太过,伤人致病,则为暑邪。暑邪致病,有明显的季节性,主要发生于夏至以后,立秋之前。起病缓,病情轻者为伤暑,发病急,病情重者为中暑。暑邪的性质和致病特征为:

1. 暑为阳邪,其性炎热　　暑为盛夏火热之气所化,火热属阳,伤人多表现为一系列阳热症状,如高热,心烦,面赤,脉洪大等。

2. 暑性升散,伤津耗气　　暑为阳邪,其性升发,故易上扰心神,或侵犯头目,出现心胸烦闷不宁,头昏,目眩,面赤等。散,指暑邪侵犯人体,可致腠理开泄而多汗。汗出过多,不仅伤津,而且耗气,故临床除见口渴喜饮,尿赤短少等津伤之症外,还可见气短,乏力,甚则气津耗伤太过,清窍失养而突然昏倒,不省人事。

3. 暑多挟湿　　夏季气候炎热,且常多雨而潮湿,热蒸湿动,水气弥漫,故暑邪致病,多挟湿邪同时为患。其临床表现除发热,烦渴等暑热症状外,常兼见身热不扬,四肢困倦,胸闷呕恶,大便溏泄不爽等湿滞症状。

(四) 湿邪

湿为长夏的主气。长夏即农历六月,时值夏秋之交,阳热尚盛,雨水且多,热蒸水腾,潮湿充斥,为一年中湿气最盛的季节。若湿气淫胜,伤人致病,则为湿邪。湿邪为病,长夏居多,多由气候潮湿、涉水淋雨、居处潮湿、水中作业等环境中感受湿邪所致。湿邪的性质和致病特征为:

1. 湿为阴邪,易损伤阳气,阻遏气机　　湿为重浊有质之邪,与水同类,故属阴邪。阴邪侵入,机体阳气与之抗争,故湿邪侵入,易伤阳气。脾主运化水液,性喜燥而恶湿,故外感湿邪,常易困脾,致脾阳不振,运化无权,从而使水湿内生、停聚,发为泄泻,水肿,尿少等症。因湿为重浊有质之邪,侵入最易留滞于脏腑经络,阻遏气机,使脏腑气机升降失常,经络阻滞不畅。如湿阻胸膈,气机不畅则胸膈满闷;湿阻中焦,脾胃气机升降失常,纳运失司,则脘痞腹胀,食欲减退;湿停下焦,肾与膀胱气机不利,则小腹胀满,小便淋涩不畅。

2. 湿性重浊　　重,即沉重、重着,指湿邪致病,出现以沉重感为特征的临床表现,如头身困重、四肢酸楚沉重等。若湿邪外袭肌表,困遏清阳,清阳不升,则头重如裹。湿邪阻滞经络关节,阳气不得布达,则可见肌肤不仁、关节疼痛重着等。痹证中若以关节疼痛重着为主者称之湿痹或着痹。浊,即秽浊不清,指湿邪为患,易呈现分泌物和排泄物秽浊不清的现象。如湿浊在上则面垢眵多;湿滞大肠,则大便溏泄,下痢脓血;湿浊下注,则小便浑浊,妇女白带过多;湿邪浸淫肌肤,则可见湿疹浸淫流水等。

3. 湿性黏滞　黏,黏腻;滞,停滞。湿邪致病,其黏腻停滞的特性主要表现在两个方面:一是症状的黏滞性。湿病症状多表现为黏滞而不爽,如排泄物和分泌物多滞涩不畅,痢疾的大便排泄不爽,淋证的小便滞涩不畅,以及口黏口甘和舌苔厚滑黏腻等。二是病程的缠绵性。因湿性黏滞,易阻气机,气不行则湿不化,其体胶着难解,故起病隐缓,病程较长,反复发作,缠绵难愈。如湿温、湿疹、湿痹等,皆因其湿而不易速愈,或反复发作。

4. 湿性趋下,易袭阴位　湿邪为重浊有质之邪,类水属阴而有趋下之势,人体下部属阴,同类相求,故湿邪为病,多易伤及人体下部。如水肿、湿疹等病以下肢较为多见,故《素问·太阴阳明论》说:"伤于湿者,下先受之"。

(五) 燥邪

燥为秋季的主气。秋季天气收敛,其气清肃,气候干燥,失于水分滋润,自然界呈现一派肃杀之景象。燥气太过,伤人致病,则为燥邪。初秋尚有夏末之余热,久晴无雨,秋阳以曝,燥与热合,侵犯人体,发为温燥;深秋初冬之寒气与燥相合,侵犯人体,则发为凉燥。燥邪的性质和致病特征为:

1. 燥性干涩,易伤津液　燥邪为干涩之病邪,侵犯人体,最易损伤津液,出现各种干燥、涩滞的症状,如口鼻干燥,咽干口渴,皮肤干涩,甚则皲裂,毛发不荣,小便短少,大便干结等。

2. 燥易伤肺　肺为娇脏,喜清润而恶燥。肺主气司呼吸,直接与自然界大气相通,且外合皮毛,开窍于鼻,燥邪多从口鼻而入,故最易损伤肺津,从而影响肺气之宣降,甚或燥伤肺络,出现干咳少痰,或痰黏难咯,或痰中带血,甚则喘息胸痛等。

(六) 火(热)邪

火热旺于夏季,但并不像暑那样具有明显的季节性,也不受季节气候的限制,故火热之气太过,变为火热之邪,伤人致病,一年四季均可发生。火热之邪的性质和致病特征为:

1. 火热为阳邪,其性炎上　火热之性燔灼、升腾,故为阳邪。阳邪侵入,邪气亢盛则致人体阳气偏亢,"阳胜则热",故发为实热性病证,临床多见高热,恶热,烦渴,汗出,脉洪数等症。火性炎上,火热之邪易侵害人体上部,故火热病证,多发生在人体上部,尤以头面部为多见。如目赤肿痛,咽喉肿痛,口舌生疮糜烂,牙龈肿痛,耳内肿痛或流脓等。

2. 火热易伤津耗气　火热之邪侵入,热淫于内,一方面迫津外泄,因气随津泄而致津亏气耗;另一方面则直接消灼煎熬津液,耗伤人体的阴气,即所谓热盛伤阴。故火热之邪致病,临床表现除热象显著外,往往伴有口渴喜冷饮,咽干舌燥,小便短赤,大便秘结等津伤阴亏的征象。阳热太盛,大量伤津耗气,临床可兼见体倦乏力、少气懒言等气虚症状,重则可致全身津气脱失的气脱证。

3. 火热易生风动血　生风,是指火热之邪侵犯人体,燔灼肝经,耗劫津液,筋脉失养失润,易引起肝风内动的病证。由于此肝风为热甚引起,称热极生风。临床表现为高热神昏,四肢抽搐,两目上视,角弓反张等。动血,指火热入于血脉,易迫血妄行。火热之邪侵犯血脉,轻则加速血行,甚则可灼伤脉络,迫血妄行,引起各种出血证,如吐血、衄血、便血、尿血,皮肤发斑,妇女月经过多,崩漏等。

4. 火邪易致疮痈　火邪侵入血分,可聚于局部,腐蚀血肉,发为痈肿疮疡。由火毒壅聚所致之痈疡,其临床表现以疮疡局部红肿热痛为特征。

二、疫疠

疫疠是一类具有强烈传染性的外感病邪。又名疠气、疫疠之气、乖戾之气等。疫疠通过空气和接触等传染。疫疠经过口鼻等途径,由外入内,故属外感病因。由疫疠而致的具有剧烈流行性传染性的一类疾病,称之为疫、瘟疫、温疫等。其性质及其致病特点为:

1. **发病急骤,病情危笃** 疫疠之气,其性急速、燔灼,且热毒炽盛。故其致病具有发病急骤、来势凶猛、病情险恶、变化多端、传变快的特点,其致病作用剧烈险恶,死亡率也高。

2. **传染性强,易于流行** 疫疠之气具有强烈的传染性和流行性,可通过口鼻等多种途径在人群中传播。疫疠之气致病可散在发生,也可大面积流行。因此,疫疠具有传染性强、流行广泛、死亡率高的特点。诸如大头瘟、疫痢、白喉、烂喉丹痧、天花、霍乱、鼠疫等,实际包括现代医学许多传染病和烈性传染病。

3. **产生疫疠的因素** 主要有气候、环境、预防措施不当和社会因素等。

三、七情

七情是指喜、怒、忧、思、悲、恐、惊七种正常的情志活动,是人的精神意识对外界事物的反应。在正常的活动范围内,一般不会使人致病。只有突然、强烈或长期持久的情志刺激,超过人体本身的正常生理活动范围,使人体气机紊乱,脏腑阴阳气血失调,才会导致疾病的发生。因此,作为病因,七情是指过于强烈、持久或突然的情志变化,导致脏腑气血阴阳失调而发生疾病的情志活动。由于七情是造成内伤病的主要致病因素之一,故称内伤七情。

(一)七情与脏腑气血的关系

1. **七情与脏腑的关系** 人体的情志活动与脏腑有密切关系。其基本规律是:心主喜,过喜则伤心;肝主怒,过怒则伤肝;脾主思,过思则伤脾;肺主悲、忧,过悲过忧则伤肺;肾主惊、恐,过惊过恐则伤肾。说明脏腑病变可出现相应的情绪反应,而情绪反应过度又可损相关脏腑。

2. **七情与气血的关系** 气血是人体精神情志活动的物质基础,情志活动与气血有密切关系。脏腑气血的变化,也会影响情志的变化。故曰:"血有余则怒,不足则恐。"脏腑的生理活动必须以气血为物质基础,而精神情志活动又是脏腑生理功能活动的表现,所以人体情志活动与人体脏腑气血关系密切。

(二)七情的致病特点

1. **直接伤及脏腑** 七情过激可影响脏腑之活动而产生病理变化。不同的情志刺激可伤及不同的脏腑,产生不同的病理变化。如过喜伤心,过怒伤肝,过度思虑则伤脾,过悲伤肺,过恐伤肾。

情志所伤为害,以心、肝、脾三脏和气血失调为多见。如过度惊喜损伤心脏,可导致心神不安而心悸,失眠,烦躁,惊慌不安,神志恍惚,甚至精神失常,出现哭笑无常,言语不休,狂躁妄动等症。郁怒不解则伤肝,影响肝的疏泄功能,出现胁肋胀痛,性情急躁,善太息,或咽中似有物梗阻,或因气滞血瘀而致妇女月经不调、痛经、闭经、癥瘕等。或因暴怒引起肝气上逆,损及血脉,血随气逆,发生大呕血或晕厥。若思虑过度,损伤于脾,使脾失健运,出现食欲不振,脘腹胀满等。

2. **影响脏腑气机** 七情损伤,使脏腑气机紊乱,血行失常,阴阳失调。不同的情志变化,其气机逆乱的表现也不尽相同。怒则气上,喜则气缓,悲则气消,思则气结,恐则气下,惊则气乱。

(1)怒则气上:暴怒伤肝,使肝气疏泄太过而上逆,血随气升,可见头晕头痛,面赤耳鸣,甚者呕血或昏厥。

（2）喜则气缓：暴喜伤心，使心气涣散，神不守舍，出现乏力，懈怠，注意力不集中，乃至心悸、失神，甚至狂乱等。

（3）悲则气消：悲哀太过，耗伤肺气使气弱消减，意志消沉。可见气短胸闷，精神委靡不振和懒惰等。

（4）恐则气下：长期恐惧或突然意外惊恐，皆能导致肾气受损，肾气不固，气陷于下，可见二便失禁、精遗骨痿等症。恐惧伤肾，精气不能上奉，则心肺失其濡养，可见胸满腹胀，心神不安、夜不能寐等症。

（5）惊则气乱：大惊则心气紊乱，气血失调，出现心悸，失眠，心烦，气短，甚则精神错乱等症状。

（6）思则气结：思虑太过，则可导致气结于中，脾气郁结，中焦气滞，水谷不化，而见胃纳呆滞、脘腹痞塞、腹胀便溏，甚至肌肉消瘦等。思虑太过，还可伤心血，使心血虚弱，神失所养，而致心悸、怔忡、失眠、健忘、多梦等。

3. 七情变化影响病情　七情变化对病情具有两方面的影响：一是有利于疾病康复。情绪积极乐观，七情反应适当，当怒则怒，当悲则悲，怒而不过，悲而不消沉，有利于病情的好转乃至痊愈。二是加重病情。情绪消沉，悲观失望，或七情异常波动，可使病情加重或恶化。

考点：七情的含义及致病特点

链接

典故——杯弓蛇影

　　晋朝有个人名叫乐广，一次他请朋友到家里喝酒。这个朋友端起酒杯，发现酒里隐约有条小蛇在蠕动，他感到恶心，但出于礼貌，还是勉强把酒喝了，但回到家后疑神疑鬼，总觉得自己肚子里有一只小蛇在游动，没过多久就病倒了，卧床不起。乐广知道后，十分内疚和着急，就检查了家中的用具，发现墙上挂的角弓的影子正好映在酒杯中。于是，乐广再次把朋友请来，让他坐在原来的位子上，给他斟满酒，朋友果然又见到杯中的蛇影。乐广让朋友往墙角看并把那把弓从墙上摘了下来。朋友小心翼翼地再往酒杯里看，那只小蛇果然消失不见了。朋友长舒了一口气，消除了疑虑和恐惧，终于放下心来，病也很快就好了。

四、饮食、劳逸

　　饮食和劳逸，是人类赖以生存和保持健康的必要条件。但饮食要有节制，劳逸需要合理的安排，否则会影响人体的生理功能，从而成为致病因素，使人体发生疾病。

（一）饮食失宜

　　饮食是健康的基本条件。饮食所化生的水谷精微是化生气血，维持人体生长、发育，完成各种生理功能，保证生命生存和健康的基本条件。但饮食失宜，常是导致许多疾病的原因。饮食失宜包括饮食不节、饮食不洁、饮食偏嗜三方面。

　　1. 饮食不节　饮食应以适量为宜，过饥过饱均可发生疾病。过饥，则摄食不足，化源缺乏，终致气血减少。气血不足，则形体消瘦，正气虚弱，抵抗力降低易于继发其他病症。反之，暴饮暴食，过饱，超过脾胃的消化、吸收功能，可导致饮食阻滞，出现脘腹胀满，嗳腐泛酸，厌食，吐泻等食伤脾胃之病。故有"饮食自倍，肠胃乃伤"之说。饥饱失常，在小儿尤为多见，因其脾胃较成人为弱，食滞日久，可以郁而化热；伤于生冷寒凉，又可以聚湿、生痰。婴幼儿食滞日久还可以出现手足心热，心烦易哭，脘腹胀满，面黄肌瘦等症，称为疳积。成人如果久食过量,还常阻滞肠胃经脉的气血运行,发生下利,便血,痔疮等。过食肥甘厚味,易于化生内热,甚至引起痈疽疮毒等。此外,若饮食无时,亦可损伤脾胃,而变生他病。

2. 饮食偏嗜 饮食结构合理,五味调和,寒热适中,无所偏嗜,才能使人体获得各种需要的营养。若饮食偏嗜或膳食结构失宜,或饮食过寒过热,或饮食五味有所偏嗜,均可导致阴阳失调,或某些营养缺乏而发生疾病。

3. 饮食不洁 进食不洁,会引起多种胃肠道疾病,出现腹痛、吐泻、痢疾等;或引起寄生虫病,如蛔虫、蛲虫等,临床表现为腹痛,嗜食异物,面黄肌瘦等症。若蛔虫窜进胆道,还可出现上腹部剧痛时发时止,吐蛔,四肢厥冷的蛔厥证。若进食腐败变质有毒食物,可致食物中毒,常出现腹痛,吐泻,重者可出现昏迷或死亡。

(二)劳逸过度

正常的劳动和体育锻炼,有助于气血流通,增强体质。必要的休息,可以消除疲劳,恢复体力和脑力,不会使人致病。只有比较长时间的过度劳累,或体力劳动,或脑力劳动或房劳过度,过度安逸,完全不劳动不运动,才能成为致病因素而使人发病。

1. 过劳 过劳是指过度劳累,包括劳力过度、劳神过度和房劳过度三个方面。

(1)劳力过度:劳力过度主要指较长时期的不适当的活动和超过体力所能负担的过度劳力。劳力过度可以损伤内脏功能,致使脏气虚少,可出现少气无力,四肢困倦,懒于语言,精神疲惫,形体消瘦等,即所谓"劳则气耗"。

(2)劳神过度:劳神过度指思虑劳神过度。劳神过度可耗伤心血,损伤脾气,出现心悸,健忘,失眠,多梦,纳呆,腹胀,便溏等症,甚则耗气伤血,使脏腑功能减弱,正气亏虚,乃至积劳成疾。

(3)房劳过度:房劳过度是指性生活不节,房事过度。正常的性生活,一般不损伤身体,但房劳过度会耗伤肾精,可致腰膝酸软,眩晕耳鸣,精神委靡,或男子遗精滑泄、性功能减退,甚或阳痿。

2. 过逸 过逸是指过度安逸。不劳动,又不运动,使人体气血运行不畅,筋骨柔脆,脾胃呆滞,体弱神倦,或发胖臃肿,动则心悸,气喘,汗出等,还可继发其他疾病。

五、痰饮、瘀血

案例5-2

患者,女性,58岁。3年来胸闷,心悸,气急,阵发心前区痛,于劳累、受凉、饱食后诱发,每三五日一发,多在夜间,憋闷疼痛,时有刺痛,痛连肩背,每次约2～5分钟,短气乏力,体胖有痰,身重困倦,舌质紫暗,舌苔白腻,脉沉弦滑。

问题:试用病因理论对该患者进行病因分析。

痰饮、瘀血是疾病过程中所形成的病理产物。这些病理产物形成之后,又能作用于人体,干扰机体的正常功能,可加重病理变化,或引起新的病变发生。因其通常是继发于其他病理过程而产生的致病因素,故称继发性病因。

(一)痰饮

痰饮是人体水液代谢障碍所形成的病理产物。一般以较稠浊的称为痰,清稀的称为饮。痰可分为有形之痰和无形之痰。有形之痰,是指视之可见,闻之有声的痰液,如咳嗽吐痰、喉中痰鸣等,或指触之有形的痰核。无形之痰,是指只见其征象,不见其形质的痰病,如眩晕、癫狂等。饮则流动性较大,可留积于人体脏器组织的间隙或疏松部位。因其所停留的部位不同而表现各异。如《金匮要略》有"痰饮"、"悬饮"、"溢饮"、"支饮"等不同名称。

1. 痰饮的形成　痰饮多由外感六淫,或饮食及七情所伤等,使肺、脾、肾及三焦等脏腑气化功能失常,水液代谢障碍,以致水津停滞而成。痰饮形成后,饮多留积于肠胃、胸胁及肌肤;痰则随气升降流行,内而脏腑,外而筋骨皮肉,泛滥横溢,无处不到,从而形成各种复杂的病理变化。

2. 痰饮的致病特点

(1) 阻碍经脉气血运行:痰饮随气流行,机体内外无所不至。若痰饮流注经络,易使经络阻滞,气血运行不畅,出现肢体麻木,屈伸不利,甚至半身不遂等。若结聚于局部,则形成瘰疬、痰核,或形成阴疽、流注等。

(2) 阻滞气机升降出入:痰饮为水湿所聚,停滞于中,易于阻遏气机,使脏腑气机升降失常。例如,肺以清肃下降为顺,痰饮停肺,使肺失宣肃,可出现胸闷、咳嗽、喘促等。胃气宜降则和,痰饮停留于胃,使胃失和降,则出现恶心呕吐等。

(3) 影响水液代谢:痰饮本为水液代谢失常的病理产物,其形成后,便作为致病因素反过来作用于机体,进一步影响肺、脾、肾的水液代谢功能。如寒饮阻肺,可致宣降失常,水道不通;痰湿困脾,可致水湿不运;饮停于下,影响肾阳的功能,可致蒸化无力。从而影响人体水液的输布和排泄,使水液进一步停聚于体内,导致水液代谢障碍更为严重。

(4) 易于蒙蔽神明:痰浊上扰,蒙蔽清阳,则会出现头昏目眩,精神不振,痰迷心窍,或痰火扰心、心神被蒙,则可导致胸闷心悸,神昏谵妄,或引起癫狂痫等疾病。

(5) 症状复杂,变幻多端:从发病部位言,饮多见于胸腹四肢,与脾胃关系较为密切。痰之为病,则全身各处均可出现,无处不到,与五脏之病均有关系,其临床表现也十分复杂,故有"百病多由痰作祟"之说。痰之为病,多表现为胸部痞闷,咳嗽,痰多,恶心,呕吐,腹泻,心悸,眩晕,癫狂,肢体麻木,关节疼痛或肿胀,皮下肿块,或溃破流脓,久而不愈。饮之为害,多表现为咳喘,水肿,疼痛,泄泻等。

(二)瘀血

瘀乃血液停积,不能活动之意。瘀血是指体内血液停积而形成的病理产物。包括体内瘀积的离经之血,以及因血液运行不畅,停滞于经脉或脏腑组织内的血液。瘀血既是疾病过程中形成的病理产物,又是具有致病作用的"死血"。故瘀血属继发性病因。

1. 瘀血的形成　瘀血的形成,主要有两个方面:一是由于气虚、气滞、血寒、血热等内伤因素,导致气血功能失调而形成瘀血;二是由于各种外伤或内出血等外伤因素,直接形成瘀血。

2. 瘀血的致病特点　瘀血形成之后,停积体内不散,不仅失去血液的濡养作用,而且可导致新的病变发生。瘀血的病证虽然繁多,但其主要病症特点可大致归纳如下:

(1) 疼痛:一般多刺痛,固定不移,且多有昼轻夜重的特征,病程较长。

(2) 肿块:肿块固定不移,在体表色青紫或青黄,在体内为癥积,较硬或有压痛。

(3) 出血:血色紫暗或夹有血块。

(4) 发绀:面部、口唇、皮肤、爪甲青紫。

(5) 舌质紫暗:(或瘀点瘀斑)是瘀血最常见最敏感的指征。

(6) 脉细涩沉弦或结代。

3. 常见瘀血病证　瘀血致病广泛,其临床表现因瘀阻的部位和形成瘀血的原因不同而异。瘀阻于心,可见心悸、胸闷心痛,口唇指甲青紫;瘀阻于肺,可见胸痛、咳血;瘀阻胃肠,可见呕血,大便色黑如漆;瘀阻于肝,可见胁痛痞块;瘀血攻心,可致发狂;瘀阻胞宫,可见少腹疼痛,月经不调,痛经,闭经,经血紫色成块,或见崩漏;瘀阻肢末,可成脱骨疽;瘀阻肢体肌肤局部,可见局部肿痛青紫。

考点:痰饮瘀血的含义及其致病特点

第2节　病　机

病机,即疾病发生、发展与变化的机制。又称病理,包括病因、病性、证候、脏腑气血虚实的变化及其机制。它揭示了疾病发生、发展与变化、转归的本质特点及其基本规律。中医学认为,疾病的发生、发展与变化,和机体的体质强弱和致病邪气的性质密切关系。体质不同,病邪各异,可以产生全身或局部的多种多样的病理变化。尽管疾病的种类繁多,临床征象错综复杂,千变万化,各种疾病、各个症状都有其各自的机理,但最基本的病机不外乎邪正相争和阴阳失调。

一、邪正相争

邪正相争,指在疾病过程中,机体的抗病能力与致病邪气之间的相互斗争。邪正双方不断斗争的态势和结果,不仅关系着疾病的发生,而且直接影响着疾病的发展和转归,同时也决定病证的虚实变化。疾病的发生、发展、转归过程就是邪正相争的过程。

(一)邪正相争与发病

疾病的发生主要关系到邪气和正气两个方面。邪气,简称邪,泛指各种致病因素,如六淫、疫疠、七情、外伤及痰饮和瘀血等。正气,简称正,是人体正常功能及所产生的各种维护健康的能力,包括自我调节能力、适应环境能力、抗邪防病能力和康复自愈能力。

1. 正气不足是疾病发生的内在因素　中医发病学非常重视正气在邪正斗争中的主导作用。在一般情况下,若人体脏腑功能正常,气血充盈,卫外固密,常足以抗御邪气的侵袭,病邪便难以侵入,即使邪气侵入,亦能驱邪外出。因此,一般不易发病,即使发病也较轻浅易愈。当正气不足时,或邪气的致病能力超过正气的抗病能力的限度时,邪正之间的力量对比表现为邪盛正衰,正气无力抗邪,感邪后又不能及时驱邪外出,更无力尽快修复病邪对机体造成的损伤,及时调节紊乱的功能活动,于是发生疾病。即所谓"正气存内,邪不可干。""邪之所凑,其气必虚"。

2. 邪气是发病的重要条件　中医强调正气在发病中的主导地位,并不排除邪气对疾病发生的重要作用。邪气是发病的必要条件,在一定的条件下,甚至起主导作用。如高温、高压电流、化学毒剂、枪弹杀伤、毒蛇咬伤等,即使正气强盛,也难免不被伤害。疫疠在特殊情况下,常常成为疾病发生的决定性因素,因而导致了疾病的大流行。所以中医学提出了"避其毒气"的主动预防措施,以防止传染病的发生和播散。

3. 邪正斗争的胜负,决定发病与不发病　正能胜邪则不发病。邪气侵袭人体时,正气奋起抗邪。若正气强盛,抗邪有力,则病邪难于侵入,或侵入后即被正气及时消除,不产生病理反应而不发病。邪胜正负则发病。在正邪斗争过程中,若邪气偏胜,正气相对不足,邪胜正负,从而使脏腑阴阳、气血失调,气机逆乱,可导致疾病的发生。

链接

"未病"与发病

现代研究认为人体是一个有机的整体,存在着许多的反馈与调节网络,它们之间的协调与统一,共同维持着机体内部环境的稳定,这种稳定可以理解为正气调节与防御的反应。"未病"是指介于健康和疾病之间的病前阶段,这一阶段是中医学有关正气与病邪的动态抗衡阶段,是人体内部有序或无序程度增加的相持阶段。未病状态的稳定与走向是控制疾病发生的关键,它取决于人体内部正气的蓄积、调节与防御的能力。所以,透彻理解未病状态的缘由,适度地引导该状态的走向,是控制疾病发生的关键,也是中医预防与治疗学的基础。

(二)邪正盛衰与虚实变化

在疾病的发展变化过程中,正气和邪气的力量对比不是固定不变的,而是在正邪的斗争过程中,不断地发生着消长盛衰的变化。随着体内邪正的消长盛衰而形成了病机的虚实变化。

1. 虚实病机 《素问·通评虚实论》说:"邪气盛则实,精气夺则虚。"虚和实是相比较而言的一对病机概念。

实,指邪气盛,是以邪气亢盛为矛盾主要方面的一种病理状态。即邪气的致病力强盛,而正气的抗病能力未衰,能积极与邪抗争,故正邪相搏,斗争激烈,反应明显,临床上出现一系列病理性反映比较剧烈的、有余的证候,称为实证。实证常见于外感六淫和疠气致病的初期和中期,或由于湿、痰、水饮、食积、气滞、瘀血等引起的内伤病证。较多见于体质比较壮实的患者。

虚,指正气不足,是以正气虚损为矛盾主要方面的一种病理反映。即机体的正气虚弱,防御能力和调节能力低下,对于致病邪气的斗争无力,而邪气已退或不明显,故难以出现邪正斗争剧烈的病理反映,临床上表现一系列虚弱、衰退和不足的证候,称为虚证。虚证,多见于素体虚弱,或外感病的后期,以及各种慢性病证日久,耗伤人体的精气血津液,正气化生无源;或因暴病吐利、大汗、亡血等使正气随津血而脱失,以致正气虚弱,或阴阳偏衰。

2. 虚实变化 邪正的消长盛衰,不仅可以产生比较单纯的虚实病理变化,而且在某些病程较长、病情复杂的疾病中,还会出现虚实之间的多种变化,如虚实错杂、虚实转化及虚实真假。

虚实错杂是指疾病过程中,邪盛和正虚同时存在的病理状态。虚实转化指在疾病过程中,由于邪气伤正,或正虚而邪气积聚,发生病机性质由实转虚或因虚致实的变化。虚实真假是指在某些特殊情况下,疾病的临床表现可见与其病机的虚实本质不符的假象,如真实假虚和真虚假实。在疾病的发生和发展过程中,病机的虚和实是相对的。由实转虚、因虚致实和虚实夹杂,通常是疾病发展过程中的必然趋势。因此,在临床上不能以静止的、绝对的观点来对待虚和实的病机变化,而应以动态的、相对的观点来分析虚和实的病机。

(三)邪正盛衰与疾病转归

在疾病的发生、发展过程中,由于邪正双方的斗争,其力量对比不断发生消长盛衰的变化,这种变化对疾病转归起着决定性的作用。一般而论,正胜邪退,疾病趋向于好转和痊愈;邪胜正衰,则疾病趋向于恶化,甚则导致死亡;若邪正力量相持不下,则疾病趋向迁延或慢性化。

二、阴阳失调

阴阳失调,是阴阳之间失去平衡协调的简称,是指在疾病的发生发展过程中,由于各种致病因素的影响,导致机体的阴阳双方失去相对的平衡协调而出现的一系列病理变化。阴阳失调是疾病的基本病机之一,临床上既用以阐释阴阳对立制约关系失调的寒热虚实或真假的病证,也可用以说明阴阳互根互用关系失常的精血津液与气之间的互损性病证。

阴阳失调的病理变化,其主要表现不外阴阳盛衰、阴阳互损、阴阳格拒、阴阳转化以及阴阳亡失等几个方面,其中阴阳偏盛偏衰则是各种疾病最基本的病理变化。

(一)阴阳偏盛

阴阳偏盛,是指人体阴阳双方中的某一方的病理性亢盛状态,属"邪气盛则实"的实证。"阳盛则热,阴盛则寒"是阳偏盛和阴偏盛病机的特点。阳长则阴消,阴长则阳消,所以,"阳盛则阴病,阴盛则阳病"是阳偏盛或阴偏盛等病理变化的必然发展趋势。

1. 阳盛则热　阳盛是指机体在疾病发展过程中,所出现的阳气偏亢,脏腑经络功能亢进,邪热过盛的病理变化。阳盛则热是由于感受温热阳邪,或感受阴邪而从阳化热,或七情内伤,五志过极而化火,或因气滞、血瘀、痰浊、食积等郁而化热化火所致。

阳盛则热的病机特点,多表现为阳盛而阴未虚的实热证。阳以热、动、燥为其特点,故阳气偏盛产生热性病变,及燥动之象,出现发热,烦躁,舌红苔黄,脉数等。故曰:"阳盛则热";由于阳的一方偏盛会导致阴的一方相对偏衰,所以除上述临床表现外,同时还会出现口渴,小便短少、大便干燥等阳盛伤阴,阴液不足的症状,故称"阳盛则阴病"。

2. 阴盛则寒　阴盛,是指机体在疾病过程中所出现的一种阴气偏盛,功能障碍或减退,阴寒过盛以及病理性代谢产物积聚的病理变化。阴盛则寒多由感受寒湿阴邪,或过食生冷,寒湿中阻,阳不制阴而致阴寒内盛之故。

阴盛则寒的病机特点,多表现为阴盛而阳未虚的实寒证。阴以寒、静、湿为其特点,故阴偏盛产生的寒性病变以及湿、静之象,表现为形寒,肢冷,喜暖,口淡不渴,苔白,脉迟等。所以说:"阴盛则寒"。由于阴偏盛,常耗伤阳气,会导致阳的偏衰,从而出现恶寒,腹痛,溲清便溏等。这种阳气偏衰的表现是由于阴盛所引起的,故称"阴盛则阳病"。

(二)阴阳偏衰

阴阳偏衰,是人体阴精或阳气亏虚所引起的病理变化。阳气亏虚,阳不制阴,使阴相对偏亢,形成"阳虚则寒"的虚寒证。反之,阴精亏损,阴不制阳,使阳相对偏亢,从而形成"阴虚则热"的虚热证。

1. 阳虚则寒　阳虚,是指机体阳气虚损,失于温煦,功能减退或衰弱的病理变化。形成阳偏衰的原因,多由于先天禀赋不足,或后天饮食失养,或劳倦内伤,或久病损伤阳气所致。

其病机特点多表现为机体阳气不足,阳不制阴,阴相对亢盛的虚寒证。由于阳气的虚衰,阳虚则不能制阴,阳气的温煦功能减弱,经络、脏腑等组织器官的某些功能活动也因之而减弱衰退,血和津液的运行迟缓,水液不化而阴寒内盛,这就是阳虚则寒的主要机理。阳虚则寒,可见到面色㿠白,畏寒肢冷,舌淡,脉迟等寒象,也有喜静蜷卧,小便清长,下利清谷等虚象。

2. 阴虚则热　阴虚,是指机体精、血、津液亏耗,阴不制阳,导致阳相对亢盛,功能虚性亢奋的病理变化。形成阴偏衰的原因,多由于阳邪伤阴,或因五志过极,化火伤阴,或因久病耗伤阴液所致。

其病机特点多表现为阴液不足及滋养、宁静功能减退,以及阳气相对偏盛的虚热证。阴虚之证,五脏俱有,但一般以肝肾为主,临床上以肺肾阴虚、肝肾阴虚为多见。因为肾阴为诸阴之本,所以,肾阴不足在阴偏衰的病机中占有极其重要的地位。由于阴液不足,不能制约阳气,从而形成阴虚内热、阴虚火旺和阴虚阳亢等多种表现,如五心烦热,骨蒸潮热,面红升火,消瘦,盗汗,咽干口燥,舌红少苔,脉细数无力等,即是阴虚则热的表现。

（三）阴阳互损

阴阳互损，是指在阴或阳任何一方虚损的前提下，病变发展影响到相对的一方，形成阴阳两虚的病理变化。在阴虚的基础上，继而导致阳虚，称为阴损及阳；在阳虚的基础上，继而导致阴虚，称为阳损及阴。由于肾藏精气，内寓真阴真阳，为全身阳气阴液之根本，所以，无论阴虚或阳虚，多在损及肾脏阴阳及肾本身阴阳失调的情况下，才易于发生阳损及阴或阴损及阳的阴阳互损的病理变化。

（四）阴阳格拒

阴阳格拒，是阴盛至极或阳盛至极而壅遏于内，使阴气与阳气或阳气与阴气相互阻隔不通的病理变化。阴阳格拒是阴阳失调中比较特殊的一类病机，包括阴盛格阳和阳盛格阴两方面。阴阳相互格拒的机理，主要是由于某些原因引起阴或阳的一方偏盛至极，而壅遏于内，将另一方排斥于外，迫使阴阳之间不相维系所致。阴阳格拒可表现为真寒假热或真热假寒等复杂的病理现象。

（五）阴阳转化

阴阳转化是在疾病发展过程中阴阳的相互转化，包括由阳转阴和由阴转阳。

1. 由阳转阴　疾病的本质为阳偏盛，但当阳盛到一定程度，就会向阴转化。如某些外感疾病，初期可见高热，口渴，咳嗽，舌红，苔黄等热盛的阳证表现。由于治疗不当或邪毒太盛，可突然出现体温下降，四肢厥逆，冷汗淋漓，脉微欲绝等阴寒危象。此时，疾病的本质即由阳转化为阴，疾病的性质由热转化为寒，称之为"重阳必阴"。

2. 由阴转阳　疾病的本质为阴偏盛，但当阴盛到一定程度，就会向阳转化。如感冒初期，可出现恶寒重发热轻，头身疼痛，无汗，苔薄白，脉浮紧等风寒束表之阴证表现。如治疗失误，或因体质等因素，可发展为高热，汗出，心烦，口渴，舌红，苔黄，脉数等阳热亢盛之候。此时，疾病的本质即由阴转化为阳，疾病的性质则由寒转化为热，称之为"重阴必阳"。

（六）阴阳亡失

阴阳的亡失，包括亡阴和亡阳两类，是指机体的阴气或阳气突然大量地亡失，导致生命垂危的一种病理状态。

1. 亡阳　亡阳，是指机体的阳气发生突然大量脱失，而致全身功能严重衰竭的一种病理状态。

亡阳多由于邪气太盛，正不敌邪，阳气突然脱失所致；或汗出过多，吐、利无度，津液过耗，阳随阴泄，阳气外脱；或由于素体阳虚，劳伤过度，阳气消耗过多；或慢性疾病，长期大量耗散阳气，终至阳气亏损殆尽，而出现亡阳。

阳气暴脱，多见大汗淋漓，心悸气喘，面色苍白，四肢厥冷，畏寒蜷卧，精神委靡，脉微欲绝等生命垂危的临床征象。

2. 亡阴　亡阴，是指由于机体阴气发生突然大量消耗或丢失，而致全身功能严重衰竭的一种病理状态。

亡阴多由于热邪炽盛，或邪热久留，大量煎灼津液，或逼迫津液大量外泄而为汗，以致阴液随之大量消耗而突然脱失。也可由于长期大量耗损津液和阴液，日久导致亡阴者。

阴液脱失，多见手足虽温而大汗不止，汗出而黏，烦躁不安，心悸气喘，体倦无力，脉数疾躁动等危重征象。

考点：疾病的基本病机

亡阴和亡阳，在病机和临床征象等方面，虽然有所不同，但由于机体的阴和阳存在着互根互用的关系。阴亡，则阳无所依附而浮越；阳亡，则阴无以化生而耗竭。故亡阴可以迅速导致亡阳，亡阳也可继而出现亡阴，最终导致"阴阳离决、精气乃绝"，生命活动终止而死亡。

小结

病因病机学说是研究病因的性质、致病特点及疾病发生、发展与变化机理的学说,是中医学理论体系的重要组成部分。导致疾病发生的原因,就是病因。病因的种类多种多样,如外感六淫、内伤七情、饮食失宜、劳逸失度、痰饮、瘀血等,每一种致病因素各有其性质和致病特点。病机,即疾病发生、发展与变化的机理。尽管疾病的种类繁多,各种疾病、各个症状都有其各自的机理,但最基本的病机不外乎邪正相争和阴阳失调。它揭示了疾病发生、发展与变化、转归的本质特点及其基本规律,对防治疾病和辨证施护具有重要的意义。

自测题

A_1 型题

1. 最易导致"行痹"的邪气是(　　)
   A. 风邪　　　B. 寒邪　　　C. 湿邪
   D. 燥邪　　　E. 火邪

2. 湿邪致病可见(　　)
   A. 汗出恶风　B. 四肢困倦,胸闷呕恶
   C. 皮肤干涩　D. 狂躁妄动
   E. 头身疼痛,肢体活动不利

3. 最易伤肺的邪气是(　　)
   A. 风邪　　　B. 寒邪　　　C. 暑邪
   D. 湿邪　　　E. 燥邪

4. 情志为病,过喜则(　　)
   A. 气上　　　B. 气下　　　C. 气缓
   D. 气结　　　E. 气消

5. 过度悲伤可引起(　　)
   A. 精神不集中,甚则失神狂乱
   B. 精神委靡不振,气短乏力
   C. 二便失禁,昏厥,遗精
   D. 纳呆,腹胀
   E. 心悸、惊恐不安

6. 疾病发生的重要条件是(　　)
   A. 正气　　　B. 气候因素　C. 正气不足
   D. 地域因素　E. 邪气

7. 疾病发生的根本原因是(　　)
   A. 正气　　　B. 气候因素　C. 正气不足
   D. 地域因素　E. 邪气

8. 正不足,邪气亢盛的证是(　　)
   A. 实证　　　B. 虚证　　　C. 虚实夹杂证
   D. 真虚假实证　E. 真实假虚证

9. 阴液不足,不能制阳为(　　)
   A. 阳胜则热　B. 阴胜则寒　C. 阳虚则寒
   D. 阴虚则热　E. 阳损及阴

10. 寒邪致病,多见疼痛症状的主要原因是(　　)
    A. 寒为阴邪,易伤阳气,阳虚不能温煦故疼痛
    B. 寒性收引,气机收敛,故疼痛
    C. 寒主收引,经脉拘急而疼痛
    D. 寒客肌表,卫阳被郁不得宣泄而疼痛
    E. 寒性凝滞,气血阻滞而疼痛

11. 过怒影响下列哪种功能(　　)
    A. 呼吸功能　B. 藏血功能　C. 疏泄功能
    D. 纳气功能　E. 运化功能

12. 邪正盛衰决定着(　　)
    A. 病证的寒热　　B. 病位的表里
    C. 气血的盛衰　　D. 病证的虚实
    E. 以上均非

13. 瘀血所致出血的特点是(　　)
    A. 出血量多　　　B. 出血不畅
    C. 出血夹有血块　D. 出血伴有疼痛
    E. 出血量少

14. 过度恐惧对气机的影响是(　　)
    A. 气消　　　B. 气结　　　C. 气上
    D. 气下　　　E. 气乱

15. 暴喜可引起(　　)
    A. 精神不集中,甚则失神狂乱
    B. 精神委靡不振,气短乏力
    C. 二便失禁,昏厥、遗精
    D. 纳呆,腹胀
    E. 心悸、惊恐不安

(王跃丰)

第6章

病 情 观 察

中医护理学在病情观察过程中强调中医思维模式,要求熟练掌握并运用中医的四诊来诊察疾病和收集病情资料的基本方法,包括望、闻、问、切四个方面,判断病种、辨别证候,是基础理论与临床医学的桥梁。

人体是一个有机的整体,局部的病变可以影响到全身,内脏的病变也可以从五官、四肢、体表等各方面反映出来,即所谓"有诸内,必形诸外"。因此,中医的病情观察即通过望、闻、问、切可以了解疾病的原因、性质、部位及内部联系,从而为辨证施护提供依据。

> **案例6-1**
>
> 扁鹊见蔡桓公,扁鹊曰:"君有疾在腠理,不治将恐深。"……居十日,扁鹊复见,曰:"君之病在肌肤,不治将益深。"……居十日,扁鹊复见,曰:"君之病在肠胃,不治将益深"……居十日,扁鹊望桓侯而还走,曰:"今在骨髓,臣是以无请也。"……桓侯遂死。
>
> **问题:** 1. 扁鹊主要采用了哪种观察病情的方法?
> 2. 这种观察病情的方法主要内容有哪些?

第1节 病情观察的方法与要求

望、闻、问、切是中医观察病情的基本方法和基本操作技术,简称"四诊"。诊,诊察了解;断,分析判断。通过病情观察过程,达到明确疾病诊断的目的。

一、望 诊

望诊是医生用自己的眼睛对患者全身、局部的神、色、形、态、舌的变化以及分泌物、排泄物的形、色、量、质等进行观察,以测知内脏病变,了解疾病情况的一种诊察方法。

望诊在中医病情观察中被列为四诊之首,并有"望而知之谓之神"之说。所以护士在观察病情时要充分利用视觉观察,并在临床实践和日常生活中注意培养和训练敏捷、准确的观察能力,通过学习和临床经验的积累,使望诊技巧日臻熟练。但望诊也有其一定的局限性,故不能以望诊代替其他诊法,观察病情时还必须四诊合参,才能全面了解病情。

望诊时还必须注意以下几点:

1. 光线充足,避免干扰 应在充足的自然光线下进行,要避开有色光线及室温高低的干扰。

2. 充分暴露,排除假象 观察时要充分暴露受检部位,以便能清楚地进行观察。对于个别与整体病情不符的征象,应认真分析,排除假象。

3. 熟悉常态,以常衡变 为了更好地识别病理体征,必须熟悉各部位组织的正常表现和生理特点,将病理体征与生理体征相比较;并要熟悉各部位组织与内在脏腑经络的联系,运用整体观念进行分析,动态观察,从病情发展的角度判断病理体征所提示的临床意义。

4. 四诊合参,综合判断　不能以望诊代替四诊,单纯望诊的信息不够,资料不全,要注意将望诊与其他诊法密切结合,四诊合参,进行综合判断。

二、闻　　诊

闻诊是医生通过听声音和嗅气味来诊察疾病的方法,即包括听声音和嗅气味两个方面。

人体的各种声音和气味,都是在脏腑生理活动和病理变化过程中产生的,所以鉴别声音和气味的变化,可以判断出脏腑的生理和病理变化,为诊病、辨证提供依据。

三、问　　诊

问诊是医生对患者或陪诊者进行有目的的询问,了解疾病的发生发展、治疗经过、目前症状和其他与疾病有关的情况,以诊察疾病的方法。

问诊是医生诊察疾病的重要方法之一。明朝张景岳以问诊为"诊病之要领,临证之首务",说明问诊在诊察疾病中的重要作用。

问诊时除必须熟练地掌握问诊内容,具有较坚实的理论基础和较丰富的临床经验之外,还应注意以下几点:

1. 环境要安静适宜　问诊应在较安静适宜的环境中进行,以免受到干扰。若因病重、意识不清等原因而不能自述的可向知情人或陪诊者询问,待患者能陈述时应及时加以核实或补充,以便资料准确、可靠。

2. 态度要严肃和蔼　医生对患者的疾苦要关心体贴,视患者如亲人。在问诊时切忌审讯式的询问。对患者的态度既要严肃认真,又要和蔼可亲,细心询问,耐心听取患者的陈述,使患者感到温暖亲切,愿意主动陈述病情。

3. 不用医学术语询问　医生询问病情时,应当通俗易懂,切忌滥用医学术语,致使患者难懂,难以准确叙述病情。

4. 避免暗示套问患者　医生在询问病情时,可对患者进行必要的提示、启发,但绝对不可凭个人的主观意愿去暗示、套问患者,以避免所获病情资料片面或失真,影响正确的诊断。

5. 重视主诉的询问　医生在问诊时应注意患者的主诉。因为主诉是患者最感痛苦的症状,也往往是疾病的症结所在,所以要善于围绕主诉进行深入询问。对危重患者要扼要地询问,迅速抢救患者,待病情缓解后,再进行详细询问。

四、切　　诊

切诊是医生用手对患者体表进行触、摸、按、压,从而获得辨证资料的诊察方法。包括脉诊和按诊两部分,其中,脉诊是触按患者的动脉,通过脉搏了解健康或病情,辨别病证的一种诊察方法,按诊则是对患者的肌肤、手足、胸腹、腧穴进行触压,均为中医诊病的重要手段。

切诊依靠医者手指的灵敏触觉加以体验而识别,因此学习切诊要掌握切诊的基本技能,反复训练,仔细体会,才能逐步识别各种不同情况,并有效地运用于临床。

运用四诊操作观察病情不是走过场,而是要做到眼中有物,心中有谱,带着问题进行思考,围绕患者的病情运用四诊采集相关资料,指导调整治疗和施护方案。

第 2 节　病情观察的主要内容

一、望　　神

神有两种意义。广义之神,指人体生命活动的综合反映;狭义之神,指人的精神、意识、思维活动。望神是通过观察人体生命活动的外在表现和精神神志活动来判断病情轻重,预后善恶。故"得神者昌,失神者亡"。望神分得神、少神、失神、假神及神志异常。

1. 得神　又称有神。表现为:神志清楚,面色红润,目有精彩,语言清晰,思维有序,反应灵敏,体态自然,呼吸平稳,大小便调匀。提示正气充足,脏腑功能未衰,虽病而病情较轻,预后良好。

2. 少神　又称神气不足。可见精神不振,声低懒言,动作迟缓,两目乏神,面色淡白少华,饮食不佳等,多为正气轻度损伤,或体质虚弱。

3. 失神　又称无神。见精神委靡,表情淡漠,或昏迷,面色晦暗,目光无神,反应迟钝,在眼神、神色、神情、神态等方面明显异常。提示五脏精气衰败,病情危重。

4. 假神　危重者,突然出现"好转"。如原来精神委靡,突然振奋,言语不休;或神志不清,突然清醒;毫无食欲,突然大增;原来面色晦暗,苍白无华,突然"面赤如妆"。这些局部症状与病情恶化不相符合,是脏腑精气衰竭,阴阳离决的先兆。喻为"回光返照"、"残灯复明"。多见于疾病的危重阶段,预后不良。

二、望面色

望色主要是望面色,是通过观察患者面部颜色和光泽来诊断疾病的方法。色有青、赤、黄、白、黑五色;光泽是指明亮度。望色应分清常色与病色。

1. 常色　指正常人健康无病时的面部色泽,为人体气血充盛、脏腑功能正常的表现。我国正常人的面色应是红黄隐隐、明润含蓄。由于遗传、地域以及季节昼夜等因素的影响,常色可有偏青、偏赤、偏黑、偏白的不同,为生理变异,不作病论。

2. 病色　是指疾病过程中出现的异常色泽。特点:色泽枯槁而晦暗;或虽鲜明但暴露;或独呈一色而无血色相间。常见五色,即青、赤、黄、白、黑。五色代表不同的脏腑病变,亦可推断疾病寒热虚实。察面部五色以诊断疾病的方法,称为五色诊,或称"五色主病"。

(1)青色:主寒证、痛证、血瘀证和惊风证。青色主要为气血运行不畅所致,如寒甚可致经脉拘急,阻碍气血运行导致肤色青紫;阳气不足,不能温运血脉,运行迟缓或气机壅滞,出现青色;小儿面色青,多属肝风内动。

(2)赤色:主热证。赤色为血液充盈皮肤脉络所致,血得热则行,充盈脉络,因此热证多赤色。但有虚实之分,实证满面通红;虚证午后两颧潮红。

(3)黄色:主脾虚、湿盛。脾胃气虚,生化不足,肌肤失养,面色萎黄;或脾虚运化失司,水湿失于宣化,面色黄胖。一身面目俱黄为黄疸,其中色鲜明如橘色为阳黄,由湿热蕴结所致;黄而晦暗如烟熏为阴黄,由寒湿困阻所致。

(4)白色:主虚证、寒证、失血证。白色为气血不荣之候。气血虚衰,不能上荣于面;或失血耗气,血脉不充;或外寒侵袭,皆可使肤色发白。面色白而虚浮为㿠白;面色淡而无华,唇甲无血色为血虚。

(5)黑色:主肾虚、水饮、瘀血、寒证、痛证。黑色为阴寒水盛之色,也为足少阴肾经本色。阳虚水泛,或阴寒内盛,或肾精亏耗,或瘀血内停,或痛证都可见黑色。

三、望形态

望形态是指观察患者形体和姿态的表现,以诊察病情的方法。

1. 望形体　是观察人体外形的强弱胖瘦等表现,以了解脏腑功能的盛衰及气血的盈亏,从而判断疾病的虚实,及预后的好坏等。一般而言,形体壮实,活动正常是正气充盛的表现;而形体消瘦,倦怠喜静是气血不足的表现。并有"胖人多阳虚"、"胖人多痰湿"、"瘦人多阴虚"、"瘦人多火"之说。

2. 望姿态 是观察患者的动静姿势和异常动态的诊病方法。由此可判断病性的寒热虚实及脏腑功能。一般而言,多动喜向外,仰面伸足多阳证、热证、实证;多静喜向里,俯卧蜷曲多阴证、寒证、虚证。

四、望 舌

望舌又称舌诊,是通过观察舌体与舌苔的变化以诊察疾病的方法。因为舌通过经络与五脏相连,人体脏腑、气血、津液的虚实,疾病的深浅轻重,都可反映于舌象。其中舌质的变化主要反映脏腑的虚实和气血的盛衰;舌苔的变化可以判断感受外邪的深浅、轻重,以及胃气的盛衰。

中医学认为舌面的不同的区域分属于不同的脏腑。舌尖属心肺,舌中属脾胃,舌根属肾,舌边属肝胆。临床诊病时,可根据舌面特定区域的病理变化,推测相应脏腑的病变,为确定脏腑病位提供依据(图6-1)。但不能机械地看,需与其他症状和体征综合考虑。

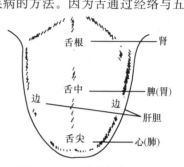

图 6-1 舌面脏腑部位分属图

正常舌象一般表现为,舌质荣润,颜色淡红,大小适中,柔软灵活,舌苔薄白,均匀有根。可概括为"淡红舌,薄白苔"。

(一)望舌质

主要包括舌色、舌形、舌态等几个方面。

1. 望舌色 主要分为淡白舌、红舌、绛舌、青舌、紫舌等几种。

(1)淡白舌:舌色较正常浅淡,主气血虚证、阳虚寒证。若舌色淡白而舌体瘦薄,属气血不足。若舌色淡白而舌体胖嫩或边有齿痕为阳虚寒盛。

(2)红舌:舌色较正常深,或呈鲜红色,主热证。若舌质红,苔黄厚,甚至生芒刺,为里热实证。舌尖红是心火上炎;舌边红为肝胆有热;若舌质红,舌苔少,甚至光剥无苔,或有裂纹,为虚热证。

(3)绛舌:舌色较红色更深或略带暗红。主热盛,多为邪热深入营分、血分或阴虚火旺。红、绛舌颜色越深,表明热邪越重。

(4)青紫舌:全舌青紫,主热证、寒证、血瘀证。舌质绛紫色深而干燥为热极,温热病为病邪传营血;舌质淡黄紫或青紫而滑润者为阴寒证。

2. 望舌形 观察舌质的大小、齿痕、芒刺、裂纹。

(1)大小:舌体较正常宽大,舌质淡而嫩,称胖大舌;若边有齿痕,又称齿痕舌,属脾虚或肾阳虚、水湿停留。舌大质红而肿胀,属湿热内蕴或热毒亢盛。舌体较正常瘦小而薄,称瘦薄舌,属虚证;舌质淡而舌形瘦者,多为气血不足;舌质红绛而舌形瘦者,多属阴虚内热。

(2)芒刺:舌乳头增生、肥大,突起如刺,属热邪亢盛。热邪越重,芒刺越大、越多。临床上芒刺多见于舌尖与舌边,舌尖芒刺多属心火亢盛,舌边芒刺多属肝胆热盛。

(3)裂纹:舌体上有多种纵行或横行的裂沟或皱纹,可因热盛伤津,或阴津液涸,或血虚等,以致舌体失于濡养而成。若舌质红绛而有裂纹属热盛;舌质淡而有裂纹属血虚。另外裂纹舌可见于少数正常人,不作病论。

3. 舌态 指舌体运动时的状态,常见的病理状态有震颤、歪斜、痿软、强硬、短缩、吐弄等。

（1）震颤：舌体不自主地颤抖，多属风证。可由气血两虚、阴液亏耗、热极生风、肝阳化风等引起。

（2）歪斜：舌体偏歪于一侧，为中风偏瘫或中风先兆。

（3）痿软：舌体软弱无力，难于随意屈伸，因气血俱虚或阴液枯涸，筋脉失养所致。

（4）强硬：舌体不柔和，屈伸不利，甚或不能转动，属高热伤津，邪热炽盛，或为中风的征兆。

（5）短缩：舌体紧缩不能伸长，为危重证候的反应。舌淡或青而湿润短缩，属寒凝筋脉；舌胖而短缩，属痰湿内阻；舌红绛干而短缩，属热病津伤。

（6）吐弄：舌伸长，吐出口外为吐舌；舌微露口外，立即收回，或舌舔口唇上下左右，为弄舌。两者皆因心脾有热。吐舌可见于疫毒攻心，或正气已绝；弄舌为动风先兆，或小儿智力发育不良。

（二）望舌苔

正常舌苔是胃气上蒸在舌面上形成的一层苔状物。望舌苔主要应观察苔色和苔质两个方面的变化。

1. 苔色　舌苔的颜色变化，主要有白苔、黄苔、灰黑苔等几种。

（1）白苔：多主表证、寒证。若苔白而薄少，为薄白苔，是外感表证；苔白而厚腻，称厚白苔，为寒湿内阻。

（2）黄苔：主里证、热证。亦偶见于寒证。淡黄主热轻；深黄主热重；老黄主热结。

（3）灰黑苔：主寒证，又主热证。若舌苔灰黑而润，属寒湿内盛；若舌苔灰黑而干燥，属热盛伤津。

2. 苔质　有厚薄、润燥、腐腻、剥脱等几种。

（1）厚薄：舌苔较少，透过舌苔能隐约看见舌体者，称薄苔，病邪表浅，属表证。舌苔较多，透过舌苔不能看见舌体者，称厚苔，病邪较深，属里证。

（2）润燥：舌面润泽滋润，称润苔，津液未伤。舌面干燥少津，称燥苔，属燥热伤津。

（3）腐腻：苔质疏松，颗粒较大，附着松散，容易揩去，形如豆腐渣状，称为腐苔，为阳热有余，蒸化胃中食浊上蒸于舌面而致。苔质致密，颗粒细腻，附着牢固，不易揩去，形如油腻黏液附于舌面，称腻苔，由湿浊内蕴，阳气被遏所致。

（4）剥脱：舌苔部分或全部剥离脱落，为剥脱苔。舌苔不规则片状剥脱，界限清楚，形似地图者，称地图舌，为胃气不足、胃阴损伤所致。若舌苔全部剥脱，舌面光洁如镜，称光剥舌，又称镜面舌，为胃气大伤，胃阴枯竭。

五、听 声 音

听声音包括听患者的语言、呼吸、咳嗽、呕吐、呃逆等各种声响的变化。正常的声音发声自然，音调和谐，语言清楚，言与意符。

（一）发声

一般来讲，声音高亢有力为实证、热证；声音低弱无力为虚证、寒证。若发声异常，声音嘶哑，称为暗哑；完全不能发声，称为失音。其中新病暗哑或失音，多属实证，是外感风寒或风热，或痰浊壅滞，肺气不宣所致，即所谓"金实不鸣"。久病暗哑或失音，多属虚证，是肺肾阴虚，肺失滋润所致，即所谓"金破不鸣"。

（二）语言

"言为心声"，故语言异常，多属心病，为神明之乱。

1. 谵语　神志不清，语无伦次，声音高亢有力者为谵语，是热扰心神之实证。

2. 郑声　神志不清，语言重复，时断时续，声音低弱者，为郑声，是心气大伤，精神散乱的危象。

3. 独语 喃喃自语,喋喋不休,逢人便止。为心气不足或痰浊蒙蔽心窍。

4. 狂言 精神错乱,语无伦次,不避亲疏。为痰火扰心或热入心包。

5. 言謇 言语不清,舌强謇涩。见于温病热陷心包或痰蒙心窍及中风患者。

(三)呼吸

1. 气粗与气微 呼吸气粗而快,属于实证、热证,见于外感病。呼吸气微而慢,属于虚证、寒证,见于内伤正气不足。

2. 喘与哮 呼吸困难,短迫急促,甚至鼻翼扇动,张口抬肩,难以平卧,为喘。喘有虚实之分。实喘发作急剧,声高气粗,呼出为快,为病邪壅塞肺气。虚喘来势较缓,喘声低微,气怯声低,吸入为快,动辄加剧;见于肺肾虚损。

呼吸急促似喘,声高断续,喉间哮鸣者为哮。哮证有寒热之别,时发时止,反复难愈,为痰饮内伏,复感外邪所致。喘不一定兼哮,哮必兼喘,故临床上哮喘并称。

(四)咳嗽

咳嗽是肺系疾病的主要症状之一,因肺失宣降、肺气上逆所致。有声无痰为咳,有痰无声为嗽,有声有痰为咳嗽。咳声重浊为肺实;咳声低弱少气或久咳声哑为肺虚;咳声阵作,连续不断,叫声如鹭鸶为百日咳,又称"顿咳",常见于小儿,风邪与伏痰搏结,郁而化热,阻遏气道所致;若咳声如犬叫,喉间有白膜不易剥去,见于白喉,属肺肾阴虚,火毒攻喉。

(五)呃逆、嗳气、呕吐

1. 呃逆 俗称"打嗝",表现为胃气上逆,冲于咽部,声短而频,呃呃连声,不能自制。呃逆频频,连续有力,高亢而短,属邪热客胃。呃声低沉而长,气弱无力属脾胃虚寒。

2. 嗳气 亦称噫气,是气从胃中向上出于咽喉发出的声音,声长调低,能够自制,属胃气上逆。嗳气无味,为胃虚或寒气侵于胃中;嗳气不止,胸腹不舒,属气郁胸腹;嗳气吞酸,是宿食不化。

3. 呕吐 有胃内容物自口中吐出为呕吐。虚证或寒证,呕吐来势较缓,呕声低微;实证或热证,呕吐来势较猛,声响有力。

六、观察排泄物

通过观察排泄物如大便、小便、呕吐物、痰涎等形、色、质、量、味等方面的变化,以测知其寒、热、虚、实的不同。一般来讲,排出物色淡、白、质清稀,气味清淡者多属寒证;色深、黄、质稠、浊,气味臭秽或腥臭者多属实证、热证。

七、问 寒 热

问寒热是指询问患者有无怕冷和发热的感觉。怕冷有恶寒和畏寒之分。恶寒是指患者自觉寒冷,加衣被或近火取暖不能缓解者;恶寒严重,伴身体战栗为寒战;患者身寒怕冷,加衣被或近火取暖可以缓解者为畏寒。发热是指患者体温升高,或体温正常,但患者自觉全身或局部发热者。根据寒热的不同,临床分为恶寒发热、寒热往来、但寒不热、但热不寒四种情况。

(一)恶寒发热

恶寒发热同时出现,可见于外感表证。根据恶寒发热轻重及兼证的不同,又分以下三类:

1. 恶寒重发热轻 兼无汗、身痛等症,为表寒证,是外感风寒所致。

2. 发热重恶寒轻 兼口渴、面红等症,为表热证,是外感风热所致。

3. 发热恶风 兼汗出、脉浮缓等症,为表虚证,是外感风邪所致。

(二)但寒不热

是患者只有怕冷而无发热,为里寒证,又分为实寒和虚寒两种。新病恶寒为实寒,因寒邪直中于里,侵犯脏腑所致;久病畏寒为虚寒,因阳气虚衰,不能温煦所致。

(三)但热不寒

患者只有发热而无怕冷,为里热证。根据热势的高低、发热的时间及特点,有以下几种类型:

1. 壮热　是指患者高热不退(体温超过 39℃)。常见满面通红、口渴饮冷、大汗出、脉洪大,属里实热证。

2. 潮热　是指患者定时发热或按时热甚,如潮汐有定时。

3. 低热　患者轻度发热,热势较低,多为 37~38℃,又称微热。见于内伤阴虚内热、气虚发热、温热病后期余热未尽及小儿夏季热。

(四)寒热往来

恶寒与发热交替发生,为正邪交争,互为进退,见于半表半里,邪在少阳病和疟疾。

八、问　汗

汗是人体津液所化,阳气蒸化津液从玄府达于体表而成。问汗是询问患者有无汗出异常的情况,询问时主要了解有汗、无汗,出汗的时间、部位、量的多少及主要兼证等,借以辨别疾病的寒热虚实。

(一)表证辨汗

外感表证询问有汗无汗,可辨别病邪的性质。表证无汗,属外感寒邪之表实证。表证有汗,为外感风邪之表虚证,或外感风热证。

(二)里证辨汗

主要有以下几种特殊的异常出汗。

1. 自汗　以日间汗出,汗出不止,动辄尤甚,称自汗。兼畏寒,神疲乏力等症,为气虚或阳虚不固。

2. 盗汗　以睡时汗出,醒时自止,称盗汗。兼潮热,颧红,舌红少苔等症,为阴虚内热。

3. 绝汗　即亡阴、亡阳时所出之汗。若汗出如油,汗热味咸,脉细数无力为亡阴;若汗出如珠,汗凉而味淡,面色苍白,四肢厥冷,脉微欲绝为亡阳。

4. 战汗　患者先恶寒战栗,表情痛苦,几经挣扎而后汗出者为战汗,是热病正邪剧烈交争的表现。如汗出热退,脉静身凉,为邪去正复,疾病好转的征象;若汗出身热,烦躁不安,脉来急疾,为邪盛正衰,疾病恶化的表现。

九、问　疼　痛

疼痛是临床上最常见的自觉症状之一,可发生于患病机体的各个部位。疼痛形成的机理不外乎两个方面:一是"不通则痛",因有形之邪阻滞,如感受外邪、或气滞血瘀、或痰浊凝滞、或虫积食积等,阻闭经络,使气血运行不畅所致,为实证。二是"不荣则痛",因机体组织失于滋养,如气血不足或阴精亏损,使经脉空虚、脏腑失养所致,为虚证。重点询问疼痛的性质、部位、程度、时间、喜恶等。

(一)问疼痛的性质

疼痛而且胀,由气滞所致;疼痛如针刺,是瘀血的特点;痛如刀割,痛势剧烈,为实邪内侵,气机闭阻;疼痛游走不定,为风邪偏胜或气滞所致;疼痛部位固定,属血瘀或寒湿偏胜;疼痛有烧灼感,见火邪致病;疼痛而局部寒冷,得温则减,为寒邪阻络或阳气不足所致;疼痛隐隐,绵绵不绝,痛处喜按,多为气血不足。

(二)问疼痛的部位

1. 头痛　头痛部位的不同,可判断病在何经。如前额连眉棱骨痛属阳明经痛;头两侧痛属少阳经痛;后头痛连项者属太阳经痛;头顶痛属厥阴经痛。

2. 躯体痛 躯体不同部位的疼痛,可说明相应脏腑的病变。如胸痛多心肺病变,脘痛多胃腑病变,胁肋痛多肝胆病变,腰痛多肾脏病变,腹痛则与脾、大肠、小肠、膀胱、胞宫等多个脏腑病变有关。

3. 四肢痛 是指四肢关节疼痛,多见于痹证,为外感风、寒、湿三气所致。感邪的轻重不同,临床表现各异。若关节疼痛以游走窜痛为特点,称为风痹,亦称行痹,是以感受风邪为主;若关节疼痛剧烈,且喜热恶寒者,称为寒痹,亦称痛痹,是以感受寒邪为主;若关节疼痛,以痛处沉重不移为特点,称为湿痹,又称着痹,是以感受湿邪为主;若关节疼痛,是以红肿热痛为特点,称为热痹,是风寒湿邪化热所致。

十、问饮食口味

饮食口味情况是病情观察时主要询问的内容之一。

（一）问饮水

通过询问饮水情况,了解津液的盛衰变化和输布是否正常。患者口渴明显、饮水量多,津液大伤,可见燥证、热证,或发汗、吐泻、利尿太过。患者无口渴饮水,津液未伤,可见寒证、湿证。患者虽有口干口渴,但又不想饮水或饮水不多,是津液轻度损伤或津液输布障碍,见于湿热、痰饮、瘀血等病症。

（二）问饮食

患者食欲好坏和食量的多少,对于判断患者脾胃功能的强弱以及疾病的预后转归,具有重要临床的意义。

1. 纳呆 是患者不想进食,食量减少,甚至恶食。是脾胃受纳运化功能降低的表现,常见于脾胃气虚、湿邪困脾、饮食积滞、肝胆湿热等。

2. 消谷善饥 食欲过于旺盛,进食量多,且易饥饿,又称"多食易饥"。多为胃火亢进,腐熟太过所致。

3. 饥不欲食 患者有饥饿感,又不想进食,或进食不多。因胃阴不足,虚火内生所致。

（三）问口味

口味是患者自觉口中的味道。口淡乏味为脾胃气虚,或属寒证。口中甜而黏腻不爽,舌苔黄腻者为湿热蕴脾;口甜但舌苔薄净,口中涎沫稀薄者为脾虚。口苦见于心火、胃热、肝胆火旺、胆气上逆等。口中泛酸为食滞胃脘或肝气犯胃。口咸多与肾虚及寒水上泛有关。口黏腻多属湿浊停滞或痰饮食积。如黏腻而甜,多为脾胃湿热,黏腻而苦,多属肝胆湿热。

十一、问 二 便

二便的排出是正常的生理现象。问二便,主要是询问大、小便的次数、量、质以及排便感等方面有无异常。由于二便的排泄,直接反映消化功能和水液代谢,故询问二便正常与否,可了解各脏腑的功能,从而判断疾病的寒热虚实。

（一）问大便

主要询问大便的次数、质地和排便感等方面。

1. 泄泻 大便次数增多,便质稀软不成形或呈水样,称为泄泻,有寒热虚实之别。大便臭秽,腹痛肠鸣,肛门灼热多因湿热;便下如水,色淡味腥,腹痛喜温为寒湿;吐泻交作,泄下酸臭,甚至有未消化食物,多为伤食;完谷不化,迁延日久多为脾胃虚弱;黎明前腹痛欲泻,泻后则安,称为"五更泻",为脾肾阳虚所致。

2. 便秘　大便次数减少,便硬难排,甚至多日不解,称为便秘。腹胀便秘,苔黄燥裂多因实热;腹痛拒按,身冷苔白多因实寒;努挣乏力,排便困难,多为气虚或血虚所致。

3. 便血　大便中带血,其中先便后血,血色暗紫,甚黑如柏油,称为远血,多为胃脘出血;先血后便,血色鲜红者,称为近血,常见肠道脉络损伤。

4. 完谷不化　即大便中含有较多未消化的食物。多见于脾肾亏虚。

5. 里急后重　腹痛窘迫,时时欲泻,肛门重坠,便出不爽。多因湿热内阻,肠道气滞所致,为痢疾之症。

6. 肛门气坠　肛门有下坠感,甚至脱肛,常于劳累或排便后加重,多属脾虚气陷。

（二）问小便

询问尿量、尿次和排尿感等方面的情况。一般尿色黄短少多属热证;色白而清长多属寒证。患者多尿、多饮、多食而消瘦,为消渴。患者尿频、尿急、尿痛为淋证,因膀胱湿热、砂石阻塞、肾虚火旺所致。小便不畅,点滴而出称癃;小便不通,点滴不出者称闭。癃闭多因肾气虚弱,膀胱气化不利;或血瘀、湿热、结石阻滞膀胱。睡眠中小便自行排出,俗称尿床,属肾气不固。

十二、问　睡　眠

睡眠异常有失眠与嗜睡两种情况。

1. 失眠　患者经常不易入睡,或睡而易醒,甚至彻夜难眠为失眠。虚证多为心血不足、心神失养,或阴虚火旺、内扰心神;实证多为邪气内扰,或气机不畅所致。

2. 嗜睡　患者自觉神疲困倦,睡意很浓,时时欲睡。虚证多气血不足,或阳虚阴盛,清阳不升;实证多为痰湿内盛,困阻清阳所致。病重嗜睡多危象。

链接

重视睡眠

睡眠是我们日常生活中最熟悉的活动之一,每人每天必须睡眠。人的一生大约有1/3的时间是在睡眠中度过的。当人们处于睡眠状态时,大脑和身体均得到休息、休整和恢复。有助于人们日常的工作和学习。因此,保障睡眠时间,提高睡眠质量,是人们正常工作学习生活的保障。

十三、问经带胎产

妇女除常规的问诊外,应了解月经、带下、妊娠、生育等情况。

1. 问月经　健康女子,一般到14岁左右月经便开始来潮,称为初潮。到49岁左右,月经便停止,称为绝经。问月经应注意了解月经的周期,行经的天数(经期),月经的量、色、质以及有无闭经或行经腹痛等伴随症状。必要时可询问末次月经日期,以及初潮或绝经年龄。正常月经周期约28天左右,行经期一般3～5天。经期排出的血量一般为50～100ml,月经的颜色正红。经质不稀不稠,不夹杂血块。

月经周期异常:月经先期:指月经周期提前8、9天以上,连续发生两次以上者。多因气虚、血热所致。月经后期:指月经周期错后8、9天以上,连续发生两次以上者。因血虚、宫寒、气滞、血瘀而致。月经过多:指月经量较以往明显增多,周期基本正常者。多因血热、气虚、血瘀等引起。月经过少:指月经周期基本正常,经量明显减少,甚或点滴即净者。因血虚、精亏所致者,多属虚;因寒凝、血瘀或痰湿阻滞而引起者,多属实。痛经:指正值经期或行经前后,出现周期性小腹疼痛,或痛引腰骶,甚至剧痛难忍者,亦称经行腹痛。闭经:女子至18岁仍未来潮,或曾行经而又中断达3个月以上而又未受孕者,称为闭经。因气虚血亏,血海空虚所致者,属虚证;因气滞血瘀,或寒凝痰阻,胞脉不通而致者为实证。

经色、经质异常:若经色淡红质稀,为血虚不荣;经色深红质稠,乃血热内炽;经色紫暗,夹有血块,兼小腹冷痛,属寒凝血瘀。

2. 问带下　问带下应注意量的多少,色质、气味及伴随症状等。白带:指带下色白量多,质稀如涕,淋漓不绝,无臭味者,多属寒湿下注。黄带:指带下色黄量多,质稠臭秽者,多属湿热下注所致。赤白带:即白带中混有血液,赤白杂见,多属肝经郁热,或湿热下注。若绝经后又见杂色带下,气味臭秽者,应警惕患有癌症的可能。

另外还要了解妇女的孕、胎、产等情况。

链接

十 问 歌

前人十分重视问诊,明代医家张景岳将问诊写成《十问歌》,后人又略加修改而成"一问寒热二问汗,三问头身四问便,五问饮食六问胸,七聋八渴俱当辨,九问旧病十问因,再兼服药参机变,妇女尤必问经期,迟速闭崩皆可见,再添片语告儿科,天花麻疹全占验。"

十四、辨 脉 象

又称"切脉",是医生用手指触按患者脉之搏动,体察脉之形象,以了解病情、辨别病证的诊察方法,是中医特有的诊察方法。脉,指脉道,是气血运行的道路。脉象是心动应脉,脉动应指的形象。脉诊有遍身诊法与寸口诊法,本节只介绍寸口诊法。

链接

起死回生术

《史记》称扁鹊是最早应用脉诊的医生。一次,扁鹊路过虢国,听说虢太子暴亡,举国悲哀;扁鹊诊之,问明情况,仔细诊脉,认为太子只是突然昏倒不省人事,鼻息微弱像死去一样的"尸厥"症;扁鹊精心调治,虢太子果真苏醒并逐渐康复。从此,人们传说扁鹊有起死回生术。

(一)寸口诊法

1. 寸口诊法　寸口又称气口或脉口。寸口诊法是医生用食指、中指、无名指切按患者掌后高骨(桡骨茎突)内侧的一段脉动(桡动脉搏动),以推测人体生理病理状况的一种诊察方法。寸口又分为寸、关、尺三部,以桡骨茎突为标记,其内侧为关,关前为寸,关后为尺(图6-2)。两手各有寸、关、尺三部。关于寸关尺分候脏腑,左手寸、关、尺分候心、肝、肾;右手寸、关、尺分候肺、脾、命门。寸关尺三部又分为浮中沉三候,三三而九,这就是寸口诊法的三部九候。

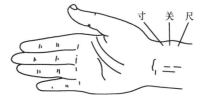

图 6-2　寸关尺部位示意图

2. 诊脉方法及注意事项　诊脉以清晨为佳。平时诊脉让患者在安静环境中休息片刻,减少运动、情绪和饮食等干扰。患者取坐位或仰卧位,前臂自然伸展,与心脏平齐,手腕舒展,手掌向上,手指自然弯曲,在腕关节下垫松软的脉枕,使寸口显露。

医生用中指定关,食指定寸,无名指定尺,三指呈弓形,指头平齐,以指腹按触脉体。布指的疏密与患者身长成正比。三指平布同时用力,称为"总按",但用一指候脉称为"单按"。临床上,总按与单按常配合使用。对3岁以上,7岁以下的小儿,可用一指定关法。

指法用举、按、寻三种基本指法。手指轻轻按在皮肤上为"浮取",名为"举";用力重按至筋骨为"沉取",名为"按";不轻不重,中等度用力按至肌肉为中取,名为"寻"。用以判断脉的部位、粗细、长短、力度等。

医生在诊脉时应当调匀呼吸,清心宁神,以自己的呼吸计算患者的脉搏次数。一呼一吸称为"一息"。常人的脉象应当一息4～5至,合72～80次/分。诊脉时间不应少于1分钟,必要时还可适当延长,不致遗漏结、代脉。

(二)常脉

正常的脉象称为常脉,又称平脉。具有胃、神、根三个特点。有胃,指脉象从容和缓,节律一致,表示脾胃功能健旺,营养良好;有神,指脉象柔和有力,节律整齐,表示气血充盈,心神健旺;有根,指尺脉有力,沉取不绝,表示肾气充足。

常脉可受年龄、性别、气候、体质等因素的影响而略有改变。如小儿较成人脉为快、女子脉稍细濡、胖人脉较沉、瘦人脉较浮、夏季脉较洪、冬季脉较沉、桡动脉位置异常所致的"斜飞脉"和"反关脉",不属病脉。

(三)常见病脉及临床意义

1. 浮脉

[脉象] 轻按即得,重按反减;举之有余,按之不足,如"水上漂木"。

[主病] 主表证。浮而有力为表实;浮而无力为表虚。但久病重病患者,也有见浮脉的,多浮大无力,不可误作外感论治。

2. 沉脉

[脉象] 轻取不应,重按始得;举之不足,按之有余。

[主病] 主里证。沉而有力为里实证;沉而无力为里虚证。

3. 迟脉

[脉象] 脉来迟缓,一息不足四至(脉搏每分钟不满60次)。

[主病] 主寒证。迟而有力为实寒;迟而无力为虚寒。但邪聚热结,阻滞血脉流行,亦可见迟脉,如阳明腑实证,故不可概以迟为寒,当四诊和参。

4. 数脉

[脉象] 脉来急促,一息六至以上(每分钟脉搏多于90次)。

[主病] 主热证。数而有力为实热;数而无力为虚热。

5. 实脉

[脉象] 三部脉举按寻皆有力,即脉来去俱盛,坚实有力。

[主病] 主实证。

6. 虚脉

[脉象] 三部脉举按寻皆无力。即举之无力,按之空虚,应指松软。

[主病] 主虚证。

7. 洪脉

[脉象] 脉形宽大,应指浮大有力,来盛去衰,状如波涛汹涌。

[主病] 主热甚。

8. 细脉

[脉象] 脉细如线,应指明显。

[主病] 主虚证、湿证。

9. 弦脉

[脉象] 脉形长直,如按琴弦。

[主病] 主肝胆病、痛证、痰饮病。

10. 紧脉

〔脉象〕　脉形弦急,如牵绳转索,指感比弦脉更有力。

〔主病〕　主实寒证、痛证。

11. 滑脉

〔脉象〕　往来流利,如珠走盘,应指圆滑。

〔主病〕　主痰饮,食滞、实热,妇女妊娠可见。

12. 涩脉

〔脉象〕　往来艰涩不畅,如轻刀刮竹。

〔主病〕　主伤精、血少、气滞血瘀。

13. 濡脉

〔脉象〕　浮而细软,如絮浮水,轻手相得,重按不显。

〔主病〕　主虚证、主湿证。

14. 结脉

〔脉象〕　脉来缓而时一止,止无定数,即脉搏慢而有不规则的间歇。

〔主病〕　主阴盛气结,寒痰血瘀,癥瘕积聚。

15. 促脉

〔脉象〕　脉来数而时一止,止无定数,即脉搏快而有不规则的间歇。

〔主病〕　主阳盛实热,气血痰饮宿食停滞,亦主肿痛。

16. 代脉

〔脉象〕　脉来一止,止有定数,良久方来,即有规律的间歇。

〔主病〕　主脏气衰微。

小结

　　病情观察是在中医基础理论指导之下,以直观方法探求人体生理病理的变化。包含望、闻、问、切四诊,是中医诊断疾病的基本方法。望诊是对患者的神、色、形态、舌质、舌苔、排泄物、分泌物等进行观察,以了解疾病的变化;闻诊是听患者语声大小,呼吸粗细,咳嗽的轻重及嗅分泌物、排泄物的气味,以了解病情;问诊是询问患者的自觉症状、病因、病情变化、诊治经过及既往史等情况,以了解病情;切诊是通过切脉、按肌肤等,以了解疾病的变化。四诊是从不同侧面、不同角度诊察了解病变反映,四诊之间相互联系、互为补充,各有其独特之处,不能互为代替,必须将它们有机的结合起来,即所谓"四诊合参",才能全面系统地了解病情,做出正确的诊断从而为辨证论治提供依据。

自 测 题

一、名词解释

1. 谵语　2. 自汗　3. 潮热　4. 癃闭　5. 平脉

二、填空题

1. 我国人的常色是_____,为_____的表现。

2. 正常舌象,常描写为"_____、_____"。

3. 白苔一般常见于_____,_____,黄苔一般主_____、_____。

4. 面色青,多主_____证、_____证、_____证及_____证。

5. 当前切脉的部位是_____,此处又分_____、_____、_____三部。

三、选择题

A₁ 型题

1. 神在全身皆有表现,但最突出地表现于(　　)

A. 语言　　　　　B. 动态

C. 目光　　　　　D. 表情

E. 应答反应

2. 青色可见于下列哪项病证( )
　　A. 血虚证　　　　B. 气虚证
　　C. 痰饮证　　　　D. 瘀血证
　　E. 气脱证

3. 满面通红多属于何证( )
　　A. 实热证　　　　B. 虚热证
　　C. 戴阳证　　　　D. 肝胆湿热
　　E. 脾胃湿热

4. 脏腑在舌面上的分布,一般认为舌尖属于( )
　　A. 肾　　　　　　B. 肝胆
　　C. 心肺　　　　　D. 脾胃
　　E. 大肠、小肠

5. 黄苔一般主( )
　　A. 寒证　　B. 热证　　C. 痰饮
　　D. 湿证　　E. 瘀血

6. 得神的表现提示( )
　　A. 精充气足神旺,属无病或病轻
　　B. 正气不足,神气不旺
　　C. 正气大伤,精气亏虚
　　D. 精气衰竭,虚阳外越
　　E. 阴阳离绝

7. 根据经络在头部的分布,厥阴经痛者多在( )
　　A. 后项部　　　　B. 头两侧
　　C. 后头部　　　　D. 头顶部
　　E. 前额

8. "有根"脉象是指( )
　　A. 不浮不沉　　　B. 节律一致
　　C. 从容和缓　　　D. 尺脉沉取有力
　　E. 不大不小

9. 候脉时,成人一息脉动几至为正常( )
　　A. 3~4 至　　　　B. 4~5 至
　　C. 5~6 至　　　　D. 6~7 至
　　E. 7~8 至

10. 左手寸口的尺部对应的脏腑是( )
　　A. 肝胆　　　　　B. 脾胃
　　C. 心　　　　　　D. 肾
　　E. 命门

11. 数脉的脉象主病常为( )
　　A. 表证　　B. 里证　　C. 寒证
　　D. 热证　　E. 实证

A₂ 型题

12. 患者腹部痞胀,纳呆呕恶,肢体困重,身热起伏,

汗出热不解,尿黄便溏。其舌象应是( )
　　A. 舌红苔黄腻　　　B. 舌红苔黄糙
　　C. 舌绛苔少而干　　D. 舌绛苔少而润
　　E. 舌红苔白而干

13. 患者恶寒发热,头身疼痛,无汗,鼻塞流涕,脉浮紧。其舌苔应是( )
　　A. 白厚　　B. 薄白　　C. 黄腻
　　D. 花剥　　E. 白腻

14. 一患者经常夜间睡后汗出不止,醒则自止,称为( )
　　A. 盗汗　　B. 自汗　　C. 绝汗
　　D. 战汗　　E. 黄汗

15. 大便夹有不消化食物,酸腐臭秽者,多因( )
　　A. 大肠湿热　　　　B. 寒湿内盛
　　C. 伤食积滞　　　　D. 脾胃虚弱
　　E. 肝胃不和

A₃ 型题

(16~18 题共用题干)

　　患者淋雨后,喷嚏、鼻塞、流清涕、怕冷、发热、头痛 3 日后就诊。T 39℃,口渴欲饮,尿短赤,舌红苔黄腻,脉数。

16. 该患者开始患病时的证属于( )
　　A. 表证　　　　　B. 里证
　　C. 半表半里证　　D. 表里同病
　　E. 以上都不是

17. 该患者就诊时的证属于( )
　　A. 表证　　　　　B. 里证
　　C. 半表半里证　　D. 表里同病
　　E. 以上都不是

18. 该患者的病变发展趋势是( )
　　A. 表寒里热　　　B. 表热里寒
　　C. 由表及里　　　D. 由里及表
　　E. 以上都不是

四、简答题

1. 简述望色中的五色主病。
2. 简述问诊的注意事项。
3. 简述脉诊的方法。
4. 简述浮脉、沉脉、迟脉、数脉的脉象和主病。

(董　红)

第7章

辨　　证

　　证是对机体在疾病发展过程中某一阶段病理反映的概括,包括病变的部位、原因、性质以及邪正关系,反映这一阶段病理变化的本质。所谓辨证,是指在中医理论指导下,根据四诊所收集的资料,通过分析、综合,辨明疾病的本质,概括、判断为某种性质的证。

　　辨证是中医认识和诊断疾病的基本原则,是确立治法方药的主要依据,包括八纲辨证、脏腑辨证、卫气营血辨证等多种方法。

> **链接**
>
> **关于中医的辨证论治**
>
> 　　中医学的两大特点是整体观念与辨证论治。中医学非常重视人体本身的统一性、完整性及其与自然界的统一性,认为人体是一个有机的整体,且人体与自然界也是密不可分的。辨证论治是中医认识和治疗疾病的基本原则,是中医学对疾病特有的研究和处理方法。这种思想体系贯穿于中医学对人体生理、病理的认识及疾病的诊断治疗等各个方面。

第1节　八纲辨证

　　八纲,即表、里、寒、热、虚、实、阴、阳八个纲领。

　　八纲辨证是中医辨证的总纲,它概括分析各种疾病的共性,在疾病诊断过程中,起到执简驭繁,提纲挈领的作用。疾病的表现尽管极其复杂,但基本都可以归纳于八纲之中,疾病总的类别,有阴证、阳证两大类;病位的深浅,可分在表、在里,在表者为表证,在里者为里证;阴阳的偏颇,阳盛或阴虚则为热证,阳虚或阴盛则为寒证;邪正的盛衰,邪气盛的叫实证、正气衰的叫虚证。

一、表里辨证

　　表里是辨别疾病部位和病势深浅的两个纲领。表里是相对的概念,如肌肤和脏腑相对而言,肌肤为表、脏腑为里;脏与腑相对而言,腑为表、脏为里。表里辨证可察知病情的轻重深浅及病理变化的趋势,表证病浅而轻,里证病深而重,表邪入里为病进,里邪出表为病退。

（一）表证

　　指六淫邪气经皮毛、口鼻侵入机体所产生的证候。多见于外感病的初期,具有起病急,病程短的特点。

　　临床表现:发热恶寒(或恶风),头身痛,舌苔薄白,脉浮,兼见鼻塞流涕,咽喉痒痛,咳嗽等症。

（二）里证

　　指疾病深入于里(脏腑、气血、骨髓)所产生的一类证候。多见于外感病的中期、后期或内伤病。不同的里证,表现为不同的证候,但其基本特点为:无新起恶寒发热,以脏腑症状为主要表现,一般病情较重、病程较长。里证的具体证候辨别,必须结合脏腑辨证、六经辨证、卫气营血辨证等方法,才能进一步明确。

临床表现:里证的范围极广,涉及脏腑气血与寒热虚实。因此,临床表现也各不相同。

（三）半表半里证

外邪由表内传,尚未入里;或里邪透表,尚未至于表,邪正相搏于表里之间,称为半表半里证。

临床表现:寒热往来,胸胁苦满,心烦喜呕,默默不欲饮食,口苦咽干,目眩,脉弦。

（四）表证与里证的鉴别（表7-1）

表 7-1　表证与里证的鉴别要点

证候	寒热症状	主症	舌象	脉象	临床特点
表证	发热恶寒并见	头身疼痛,鼻塞或喷嚏	变化不明显	浮	起病急,病程短
里证	但热不寒或但寒不热	内脏证候为主,如咳嗽,心悸,腹痛等	变化明显	沉脉或其他多种脉象	病情较重、病程较长
半表半里证	寒热往来	胸胁苦满,默默不欲饮食		弦	

二、寒 热 辨 证

寒热是辨别疾病性质的两个纲领。寒证与热证反映机体阴阳的偏盛与偏衰,阴盛或阳虚的表现为寒证;阳盛或阴虚的表现为热证。

（一）寒证

寒证是感受寒邪或阴盛阳虚,导致机体功能活动衰退所表现的具有冷、凉特点的证候,包括表寒、里寒、虚寒、实寒等。

临床表现:各类寒证证候表现不尽一致,症见:恶寒喜暖,面色白,肢冷蜷卧,口淡不渴,痰、涎、涕清稀,小便清长,大便稀溏,舌淡苔白而润滑,脉迟或紧等。

（二）热证

热证是感受热邪或阳盛阴虚,人体的功能活动亢进所表现的证候。包括表热、里热、虚热、实热等。

临床表现:各类热证证候表现也不尽一致,症见:恶热喜冷,口渴喜冷饮,面红目赤,烦躁不宁,痰、涕黄稠,吐血衄血,小便短赤,大便干结,舌红苔黄而干燥,脉数等。

（三）寒证与热证的鉴别（表7-2）

表 7-2　寒证与热证的鉴别要点

证候	寒热	口渴	面色	四肢	二便	舌象	脉象
寒证	恶寒喜热	不渴	白	冷	大便稀溏 小便清长	舌淡苔白腻	迟或紧
热证	恶热喜冷	渴喜冷饮	红赤	热	大便干结 小便短赤	舌红 苔黄	数

三、虚实辨证

虚实,是辨别邪正盛衰的两个纲领。虚指正气不足,实指邪气盛实。

(一)虚证

虚证指人体正气不足,脏腑功能衰退所表现的证候。包括阴、阳、气、血、精、津,以及脏腑各种不同的虚损。临床一般以久病、势缓、耗损过多、先天不足者为虚证。

临床表现:各种虚证的表现极不一致,各脏腑虚证的表现各不相同。症见:面色淡白或萎黄,心悸失眠,肢体麻木,唇甲色淡等为血虚证;症见面色无华,神疲乏力,气短自汗,少气懒言或内脏下垂等为气虚证;症见形寒肢冷,大便滑脱,小便失禁,舌淡胖嫩,脉虚沉迟等为阳虚证;症见五心烦热,消瘦颧红,口咽干燥,盗汗潮热,舌红少苔,脉虚细数等为阴虚证。

(二)实证

实证指人体感受外邪,或疾病过程中阴阳气血失调,体内病理产物蓄积而产生的各种临床表现的病理概括。以邪气盛、正气不虚为基本病理,表现为有余、亢盛、停聚特征的各种证候。

临床表现:由于致病邪气的性质及所在部位的不同,实证的表现亦不一致,常见的主要有:发热,腹胀痛拒按,胸闷烦躁,甚至神昏谵语,呼吸气粗,痰涎壅盛,大便秘结,或下利,里急后重,小便不利,或淋沥涩痛,舌质苍老,舌苔厚腻,脉实有力。

(三)虚证与实证的鉴别(表7-3)

表7-3　虚证与实证的鉴别要点

证候	病程	体质	精神	声息	疼痛	胸腹胀满	发热	恶寒	舌象	脉象
虚证	长(久病)	多虚弱	委靡	声低息微	喜按	按之不痛,胀满时减	五心烦热,午后微热	畏寒,得衣近火则减	质嫩,苔少或无苔	无力
实证	短(新病)	多壮实	兴奋	声高气粗	拒按	按之疼痛,胀满不减	蒸蒸壮热	恶寒,添衣加被不减	质老苔厚腻	有力

四、阴阳辨证

阴阳是八纲中的总纲,是辨别疾病属性的两个纲领。阴阳是对各种病情从整体上做出最基本的概括,因此,根据阴与阳的基本属性,可以对疾病的症状、病位、病性、病势等进行阴阳分类。

(一)阴证

凡符合"阴"的一般属性的证候,称为阴证。如里证、寒证、虚证概属于阴证的范围。

临床表现:不同的疾病,所表现的阴性证候不尽相同。症见:面色暗淡,精神委靡,身重蜷卧,形寒肢冷,倦怠乏力,语声低怯,纳差,口淡不渴,大便腥臭,小便清长,舌淡胖嫩,脉沉迟或弱或细涩。

(二)阳证

凡符合"阳"的一般属性的证候,称为阳证。如表证、热证、实证概属于阳证的范畴。

临床表现:不同疾病所表现的阳性证候亦不相同。症见:面红发热,肌肤灼热,神烦,躁动不安,语声粗浊或声高有力,呼吸气粗,喘促痰鸣,口干渴饮,大便秘结,小便短赤,舌质红绛,苔黄黑生芒刺,脉浮数、洪大或滑实。

（三）阴证与阳证的鉴别（表7-4）

表7-4　阴证与阳证的鉴别要点

四诊	阴证	阳证
望	面色苍白或暗淡,身重蜷卧,倦怠无力,委靡不振,舌质淡胖嫩,舌苔润滑	面色潮红或通红,身热喜凉,狂躁不安,口唇燥裂,舌质红绛,苔色黄或老黄,甚则燥裂,或黑而生芒刺
闻	语声低微,静而少言,呼吸怯弱,气短	语声高亢,烦而多言,呼吸气粗,喘促痰鸣,狂言叫骂
问	大便气腥臭,饮食减少,口中无味,不烦不渴,或喜热饮,小便清长或短少	大便或硬或秘,或有奇臭,恶食,口干,烦渴引饮,小便短赤
切	腹痛喜按,身寒足冷,脉象沉微细涩迟弱无力	腹痛拒按,身热足暖,脉象浮洪数大滑实而有力

案例7-1

　　患者,女性,18岁。1天前因不慎感寒,自觉恶寒,头身疼痛,伴鼻塞、流清涕、喷嚏。经查患者舌淡苔薄白,脉浮紧。

问题: 运用八纲辨证该患者应属于何证范畴?

第2节　脏腑辨证

　　脏腑辨证,是根据脏腑的生理功能、病理表现,对疾病证候进行分析归纳,借以推究病机,判断病变的部位、性质、正邪盛衰情况的一种辨证方法。

　　脏腑辨证体系相对完整,每一个脏腑有其独特的生理功能、病理表现和证候特征,有利于对病位的判断,并能与病性有机结合,从而形成完整的证候诊断。另外,脏腑之间具有表里关系,在病理上容易相互影响,故历来将腑的部分病变归纳在脏病中。

　　脏腑辨证是中医辨证体系中的重要内容,是临床辨证的基本方法,是各科辨证的基础,具有广泛的适用性。

一、心与小肠病辨证

　　心病的常见症状:心悸怔忡,心烦,心痛,失眠多梦,健忘,谵语等。

（一）心气虚、心阳虚与心阳暴脱

【临床表现】见表7-5。

表7-5　心气虚、心阳虚、心阳暴脱三证鉴别表

证候	相同点	不同点
心气虚	心悸怔忡,胸闷	面色淡白,舌淡苔白,脉虚
心阳虚	气短,活动后	畏寒肢冷,心痛,面色淡白或晦暗,舌淡胖苔白滑,脉微细
心阳暴脱	加重,自汗	突然冷汗淋漓,四肢厥冷,呼吸微弱,面色苍白,口唇青紫,神志模糊或昏迷

【辨证要点】

　　心气虚证,以心脏及全身功能活动衰弱为主要表现;心阳虚证,在心气虚证的基础上出现虚寒症状;心阳暴脱证,在心阳虚的基础上出现虚脱亡阳症状。

（二）心血虚与心阴虚

【临床表现】心血虚证与心阴虚证鉴别，见表7-6

表7-6　心血虚证与心阴虚证鉴别表

证候	不同点	相同点
心血虚	心悸怔忡，失眠多梦	眩晕，健忘，面色淡白无华，或萎黄，口唇色淡，舌色淡白，脉细弱
心阴虚		五心烦热，潮热，盗汗，两颧发红，舌红少津，脉细数

【辨证要点】心血虚证，以心病常见症状与血虚证并见；心阴虚证，以心病常见症状与阴虚证并见。

（三）心火亢盛

【临床表现】心胸烦热，失眠，面赤口渴，溲黄便干，舌尖红绛，或生舌疮，腐烂疼痛，脉数有力。或见狂躁谵语，或见吐血、衄血，或见肌肤疮疡、红肿热痛。

【辨证要点】以心及舌、脉等有关组织出现实火内炽的症状为辨证要点。如心胸烦热，口舌生疮，舌尖红，脉数等。

（四）心脉痹阻

【临床表现】心脉痹阻证是心脏脉络在各种致病因素作用下导致痹阻不通所反映的症状。多由年高体弱或病久正虚遇瘀阻、痰凝、寒滞、气郁而发作。病因不同，表现有异，见表7-7。

表7-7　心脉痹阻证瘀、痰、寒、气致病比较表

证候	常见症状	病因	不同点
心脉痹阻	心悸怔忡，心胸憋闷疼痛，痛引肩背、内臂，时作时止	瘀血内阻	痛如针刺，舌紫黯见紫斑、紫点，脉细涩
		痰浊停聚	闷痛甚，体胖痰多，身重困倦，舌苔白腻，脉沉滑
		阴寒凝滞	突发剧痛，得温痛减，畏寒肢冷，舌淡苔白，脉沉迟或沉紧
		气机郁滞	胀痛，发作常与精神因素有关，舌淡红，苔薄白，脉弦

【辨证要点】以胸部憋闷疼痛，痛引肩背、内臂，时发时止为辨证要点。

（五）小肠实热

【临床表现】心烦口渴，口舌生疮，小便赤涩，尿道灼痛，尿血，舌红苔黄，脉数。

【辨证要点】以心火热炽的症状及小便赤涩灼痛为辨证要点。

二、肺与大肠病辨证

肺病的常见症状：咳嗽，气喘，胸痛，咯血等。

（一）肺气虚

【临床表现】咳喘无力，气少不足以息，动则益甚，痰液清稀，声音低怯，面色淡白，神疲体倦，或有自汗，畏风，易于感冒，舌淡苔白，脉虚。

【辨证要点】以咳喘无力，气少不足以息和全身功能活动减弱为辨证要点。

（二）肺阴虚

【临床表现】咳嗽无痰，或痰少而黏，口咽干燥，形体消瘦，午后潮热，五心烦热，盗汗，颧红，甚则痰中带血，声音嘶哑，舌红少津，脉细数。

【辨证要点】以肺病常见症状和阴虚内热证共见为辨证要点。

（三）风寒束肺、风热犯肺、燥邪犯肺、痰湿阻肺与热邪壅肺

【临床表现】此五证为肺实证，均有咳嗽的表现，具体鉴别，见表7-8。

表7-8　风寒束肺、风热犯肺、燥邪犯肺、痰湿阻肺与热邪壅肺比较表

证型	性质	主症	不同点	舌苔	脉象
风寒束肺			痰液稀白，兼鼻塞流清涕，恶寒发热无汗等	苔白	浮紧
风热犯肺			痰稠色黄，兼鼻塞流黄浊涕，身热恶风，口干咽痛等	舌尖红苔薄黄	浮数
燥邪犯肺	实证	咳嗽	干咳痰少质黏，兼唇、舌、咽、鼻干燥欠润等	舌红苔白或薄黄	数
痰湿阻肺			痰多性黏色白易咯，兼胸闷，甚则气喘痰鸣	舌淡苔白腻	滑
热邪壅肺			痰稠色黄，气喘息粗，壮热口渴，烦躁不安，甚则鼻翼扇动，衄血咯血，或胸痛咳吐脓血腥臭痰，大便干结，小便短赤	舌红苔黄	滑数

【辨证要点】

风寒束肺：以咳嗽为主症，兼见风寒表证为辨证要点；风热犯肺：以咳嗽为主症，兼见风热表证为辨证要点；燥邪犯肺：以肺系症状表现干燥少津为辨证要点；痰湿阻肺：以咳嗽痰多质黏色白易咯为辨证要点；热邪壅肺：以肺病常见症状和里热证共见为辨证要点。

（四）大肠湿热

【临床表现】腹痛，下痢赤白脓血，里急后重，或暴注下泄、色黄而臭，伴见肛门灼热、小便短赤、口渴，或有恶寒发热、但热不寒，舌红苔黄腻，脉濡数或滑数。

【辨证要点】以排便次数增多，或下痢脓血，或下黄色稀水与湿热内阻证共见为辨证要点。

三、脾与胃病辨证

脾病常见症状：腹胀腹痛，不欲食而纳少，便溏，浮肿，困重，内脏下垂，慢性出血等。

胃病常见症状：胃脘痛、呕吐、嗳气、呃逆等。

（一）脾气虚、脾阳虚、脾气下陷和脾不统血

【临床表现】此四证为脾虚证，均有脾气不足的表现，具体鉴别见表7-9

表7-9　脾气虚、脾阳虚、脾气下陷和脾不统血四证鉴别表

证型	相同症	不同症	舌苔	脉象
脾气虚		或浮肿，或形体消瘦	舌淡苔白	缓弱
脾阳虚	腹胀纳少，食后尤甚，便溏肢倦，食少懒言，面色萎黄	腹痛喜暖喜按，肢冷尿少，或肢体困重，或浮肿，或带下清稀	舌淡胖苔白滑	沉迟无力
脾气下陷		脘腹坠胀，或便意频数，肛门坠重，或久痢脱肛，或子宫下垂，或小便混浊如米泔	舌淡苔白	弱
脾不统血		便血，尿血，肌衄，鼻衄，齿衄，或妇女月经过多，崩漏等	舌淡苔白	细弱

【辨证要点】脾气虚：以运化功能减退和气虚证共见为辨证要点；脾阳虚：以脾运失健和寒象表现为审证要点；脾气下陷：以脾气虚证和内脏下垂为辨证要点；脾不统血：以脾气虚证

和出血共见为辨证要点。

（二）寒湿困脾

【临床表现】脘腹痞闷胀痛，食少便溏，泛恶欲吐，口淡不渴，头身困重，面色晦暗，或肌肤面目发黄，黄色晦暗如烟熏，或肢体水肿，小便短少，舌淡胖，苔白腻，脉濡缓。

【辨证要点】以脾的运化功能发生障碍和寒湿中遏的表现为辨证要点。

（三）湿热蕴脾

【临床表现】腹部痞闷，纳呆呕恶，便溏尿黄，肢体困重，或面目肌肤发黄，色泽鲜明如橘子，皮肤发痒，或身热起伏，汗出热不解。舌红苔黄腻，脉濡数。

【辨证要点】以脾的运化功能障碍和湿热内阻的症状为辨证要点。

（四）胃寒、胃热、胃阴虚和食滞胃脘

【临床表现】此四证均有胃脘疼痛的表现，具体鉴别见表7-10。

表7-10　胃病寒热虚实鉴别表

证型	疼痛性质	呕吐	口味与口渴	大便	舌象	脉象
胃寒	冷痛	清水	口淡不渴	便溏	舌淡苔白滑	沉迟
胃热	灼痛	吞酸	渴喜冷饮	秘结	舌红苔黄	滑数
胃阴虚	隐痛	干呕	口咽干燥	干结	舌红少苔	细数
食滞胃脘	胀痛	酸腐食物	嗳腐吞酸	臭如败卵	苔厚腻	滑

【辨证要点】胃寒：以胃脘疼痛和寒象共见为辨证要点；胃热：以胃病常见症状和热象共见为辨证要点；胃阴虚：以胃病常见症状和阴虚证共见为辨证要点；食滞胃脘：以胃脘胀闷疼痛，嗳腐吞酸为辨证要点。

四、肝与胆病辨证

肝病常见症状：精神抑郁，烦躁易怒，胸胁、少腹胀痛，头晕目眩，巅顶痛，肢体震颤，手足抽搐，以及目疾，月经不调，睾丸胀痛等。

（一）肝气郁结、肝血虚、肝阴不足、肝火上炎和肝阳上亢

【临床表现】此五类证候鉴别见表7-11。

表7-11　肝气郁结、肝血虚、肝阴不足、肝火上炎和肝阳上亢鉴别表

证型	虚实	症状	舌象	脉象
肝气郁结	实证	胸胁或少腹胀闷窜痛，胸闷喜太息，易怒，妇女月经不调等	苔薄白	弦
肝血虚	虚证	眩晕耳鸣，面白无华，爪甲不荣，夜寐多梦，视力减退或成雀盲。或肢体麻木，关节拘急不利，手足震颤，肌肉瞤动，妇女见月经量少、色淡或闭经	舌淡苔白	弦细
肝阴不足	虚证	眩晕耳鸣，胁痛目涩，面部烘热，五心烦热，潮热盗汗，口咽干燥，或手足蠕动	舌红少津	弦细数
肝火上炎	实热证	头晕胀痛，耳鸣如潮，面红目赤，口苦口干，急躁易怒，失眠多梦，胁肋灼痛，便秘尿黄，或耳内肿痛流脓，或吐血衄血	舌红少津	弦细数
肝阳上亢	本虚标实	眩晕耳鸣，头目胀痛，面红目赤，急躁易怒，心悸健忘，失眠多梦，腰膝酸软，头重足轻	舌红	弦而有力或弦细数

【辨证要点】肝气郁结:以情志抑郁,肝经所过部位发生胀闷疼痛,以及妇女月经不调等,作为辨证要点。肝血虚:一般以筋脉、爪甲、两目、肌肤等失血濡养以及全身血虚的症状为辨证要点;肝阴不足:以肝病症状和阴虚证共见为辨证要点;肝火上炎:以肝脉循行部位的头、目、耳、胁表现的实火炽盛症状作为辨证要点;肝阳上亢:以肝阳亢于上,肾阴亏于睛的证候,作为辨证要点。

(二)肝风内动

患者出现眩晕欲仆、抽搐、震颤等具有"动摇"特点的症状,称为肝风内动。临床常见肝阳化风、热极生风、阴虚动风和血虚生风四证(表7-12)。

表7-12　肝风四证鉴别表

证候	性质	主症	兼症	舌象	脉象
肝阳化风	上实下虚	眩晕欲仆,头摇肢颤,语言謇涩,或舌强不语,或卒然倒地,不省人事,偏瘫	头痛项强,手足麻木,步履不正	舌红苔白或腻	弦而有力
热极生风	热证	手足抽搐,颈项强直,角弓反张,两目上视,牙关紧闭	高热神昏,躁热如狂	舌红绛	弦数有力
阴虚动风	虚证	手足蠕动	午后潮热,五心烦热,口咽干燥,形体消瘦	舌红少津	弦细数
血虚生风	虚证	手足震颤,肌肉瞤动,关节拘急不利,肢体麻木	眩晕耳鸣,面白无华,爪甲不荣	舌淡苔白	细

(三)肝胆湿热

【临床表现】胁肋部胀痛灼热,或有痞块,厌食,腹胀,口苦泛恶,大便不调,小便短赤,舌红苔黄腻,脉弦数。或寒热往来,或身目发黄,或阴囊湿疹,瘙痒难忍,或睾丸肿胀热痛,或带下黄臭、外阴瘙痒等。

【辨证要点】以右胁肋部胀痛,纳呆,尿黄,舌红苔黄腻为辨证要点。

五、肾与膀胱病辨证

肾病常见症状:腰膝酸软而痛,耳鸣耳聋,发白早脱,齿牙动摇,阳痿遗精,男子精少不育,女子经少经闭,以及水肿,二便异常等。

(一)肾阳虚

【临床表现】腰膝酸软而痛,畏寒肢冷,尤以下肢为甚,头目眩晕,精神委靡,面色㿠白或黧黑,或男子阳痿,女子宫寒不孕;或大便久泄不止,完谷不化,五更泄泻;或小便频数清长,夜尿频多;或水肿,腰以下为甚,按之凹陷不起,甚则腹部胀满,全身肿胀,心悸咳喘,舌淡,苔白,脉沉弱。

【辨证要点】以全身功能低下伴见寒象为辨证要点。

(二)肾阴虚

【临床表现】腰膝酸痛,眩晕耳鸣,失眠多梦,男子阳强易举,遗精,妇女经少经闭,或见崩漏,形体消瘦,潮热盗汗,五心烦热,咽干颧红,溲黄便干,舌红少津,脉细数。

【辨证要点】以肾病主要症状和阴虚内热表现共见为辨证要点。

(三)肾精不足

【临床表现】小儿发育迟缓,身材矮小,智力和动作迟钝,囟门迟闭,骨骼痿软。男子精少不育性功能减退,女子经闭不孕。成人早衰,发脱齿摇,耳鸣耳聋,健忘恍惚,动作迟缓,足痿无力,精神呆钝等。

【辨证要点】以生长发育迟缓,生殖功能减退,以及成人的早衰表现为辨证要点。

(四) 肾气不固

【临床表现】面白神疲,听力减退,腰膝酸软,小便频数而清,或尿后余沥不尽,或遗尿,或小便失禁,或夜尿频多。男子滑精早泄,女子带下清稀,或胎动易滑。舌淡,苔白,脉沉弱。

【辨证要点】以肾与膀胱不能固摄的表现为辨证要点。

(五) 膀胱湿热

【临床表现】尿频尿急,尿道灼痛,尿频黄赤短少,小腹胀闷,或伴有发热腰痛,或尿血,或尿有砂石,舌红,苔黄腻,脉数。

【辨证要点】以尿频,尿急,尿痛,尿黄为辨证要点。

六、脏腑兼病辨证

案例7-2

患者,男性,48岁。初诊日期:2009年9月15日。患者近半年来自觉头晕目眩,耳鸣健忘,失眠多梦,咽干口燥,腰膝酸软,胁痛,五心烦热,颧红盗汗,舌红少苔,脉细数。

问题:1. 该患者病变涉及哪些脏腑?

2. 运用脏腑辨证,该患者属于哪个证型?

人体各脏腑之间,在生理上具有相互滋生,相互制约的关系。当某一脏或某一腑发生病变时,在一定条件下,可影响其他脏腑发生病变而出现证候。凡同时见到两个以上脏腑的病证,即为脏腑兼证。

(一) 心肾不交

【临床表现】心烦不寐,心悸不安,头晕耳鸣,健忘,腰酸遗精,五心烦热,咽干口燥,舌红,脉细数,或伴见腰部下肢酸困发冷。

【辨证要点】以失眠为主症,伴见心火亢、肾水虚的症状为辨证要点。

(二) 心脾两虚

【临床表现】心悸怔忡,失眠多梦,眩晕健忘,面色萎黄,食欲不振,腹胀便溏,神倦乏力,或皮下出血,女子月经量少色淡,淋漓不尽等。舌质淡嫩,脉细弱。

【辨证要点】以心悸失眠,面色萎黄,神疲食少,腹胀便溏和慢性出血为辨证要点。

(三) 脾肺气虚

【临床表现】久咳不止,气短而喘,痰多稀白,食欲不振,腹胀便溏,声低懒言,疲倦乏力,面色发白,甚则面浮足肿,舌淡苔白,脉细弱。

【辨证要点】以咳喘,纳少,腹胀便溏与气虚证共见为辨证要点。

(四) 脾肾阳虚

【临床表现】面色发白,畏寒肢冷,腰膝或下腹冷痛,久泻久痢,或五更泄泻,或下利清谷,或小便不利,面浮肢肿,甚则腹胀如鼓,舌淡胖,苔白滑,脉沉细。

【辨证要点】以腰膝、下腹冷痛,久泻不止,水肿等与寒证并见为辨证要点。

(五) 肺肾气虚

【临床表现】久病咳喘,呼多吸少,气不得续,动则喘息益甚,自汗神疲。声音低怯,腰膝酸软,舌淡苔白,脉沉弱;或喘息加剧,冷汗淋漓,肢冷面青,脉浮大无根;或气短息促,面赤心烦,咽干口燥,舌红,脉细数。

【辨证要点】以久病咳喘,呼多吸少,气不得续,动则益甚和肺肾气虚表现为辨证要点。

(六)肝肾阴虚

【临床表现】头晕目眩,耳鸣健忘,失眠多梦,咽干口燥,腰膝酸软,胁痛,五心烦热,颧红盗汗,男子遗精,女子经少,舌红少苔,脉细数。

【辨证要点】以胁痛,腰膝酸软,耳鸣遗精与阴虚内热证共见为辨证要点。

(七)肝脾不调

【临床表现】胸胁胀满窜痛,喜太息,情志抑郁或急躁易怒,纳呆腹胀,便溏不爽,肠鸣矢气,或腹痛欲泻,泻后痛减,舌苔白或腻,脉弦。

【辨证要点】以胸胁胀闷窜痛,易怒,纳呆腹胀便溏为辨证要点。

第3节 卫气营血辨证

卫气营血辨证是运用于外感温热病的一种辨证方法。当温热病邪侵入人体,由于卫气敷布于人体的肤表,有卫外的作用,病邪侵入,必先犯及卫分;邪在卫分郁而不解,势必向里传变而入气分;气分病邪不解,若其人正气虚弱,津液匮乏,外感病邪乘虚内陷,则入营分;营分有热,进而其势又必累及血分。总之,卫气营血辨证,既是对温热病四类不同病理阶段所反映证候的概括,又表示外感温热病发展过程中病位浅深、病情轻重和传变的四个阶段。

一、卫 分 证

卫分证,是温热病邪侵犯肤表,卫气功能失常所表现的温热证候,常见于外感温热病的初期,主表,病在肺与皮毛。

【临床表现】发热,微恶风寒,舌边尖红,脉浮数,常伴有头痛,口干微渴,咳嗽,咽喉肿痛。

二、气 分 证

气分证,是温热病邪内入脏腑,正盛邪实,正邪剧争,阳热亢盛的里实热证候,病在胸膈、肺、胃、肠、胆等脏腑。

【临床表现】发热,不恶寒反恶热,舌红苔黄,脉数,常伴有心烦,口渴,尿赤等症。若兼咳喘,胸痛,咯吐黄稠痰者,为热壅于肺;若兼心烦懊憹,坐卧不安者,为热扰胸膈;若兼自汗,喘急,烦闷,渴甚,脉数而苔黄燥者,为热在肺胃;若兼胸痞,烦渴,下利,谵语者,为热迫大肠。

三、营 分 证

营分证,是温热病邪内陷的深重阶段,以营阴受损,心神被扰的病变为其特点。营分介于气分和血分之间,若病邪由营转气,表示病情好转;而由营入血则表示病情加重。

【临床表现】身热夜甚,口渴不甚,心烦不寐,甚或神昏谵语,斑疹隐现,舌质红绛,脉象细数。

四、血 分 证

血分证,是卫气营血病变的最后阶段,也是温热病发展过程中最为深重的阶段,以心、肝、肾病变为主,临床表现以明显的耗血、动血、阴伤、动风等症状为特征。

（一）血分实热

【临床表现】在营分证的基础上,更见烦热躁扰,昏狂、谵妄,斑疹透露,色紫或黑,吐衄、便血、尿血、舌质深绛或紫,脉细数;或兼抽搐、颈项强直,角弓反张,窜视,牙关紧闭,脉弦数。

（二）血分虚热

【临床表现】持续低热,暮热朝凉,五心烦热,热退无汗,口干咽燥,神倦,耳聋,肢体干瘦,舌上少津,脉虚,细,或见手足蠕动、瘛疭等。

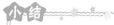

　　辨证是将四诊所收集的资料,通过分析、综合,以识别疾病,确定病位、病性及其发展趋势的一种诊断方法。八纲是辨证的总纲,概括性强;脏腑辨证是八纲辨证的进一步深化,是中医辨证体系中的重要内容,也是中医临床各科辨证的必备基础。卫气营血辨证是对外感温热病发展过程中不同病理阶段的概括。

自 测 题

一、名词解释

八纲

二、填空题

1. 表证和里证的鉴别要点为＿＿＿＿＿＿和＿＿＿＿＿＿。

2. 卫气营血辨证是运用于＿＿＿＿＿＿的辨证方法。

三、选择题

A_1 型题

1. 患者恶寒与发热同时出现,常见于(　　)

　A. 里寒证　　　　B. 阴虚内热

　C. 实热证　　　　D. 表证

　E. 半表半里证

A_2 型题

2. 患者女性,53岁,近1个月来,常觉心悸,失眠梦多,眩晕,健忘,面色、口唇淡白无华,舌淡白,脉细弱。该患者辨证应属下列哪项(　　)

　A. 心气虚证　　　　B. 心血虚证

　C. 心阳虚证　　　　D. 心阴虚证

　E. 心肾不交

四、简答题

肾病的常见症状有哪些?

（白　洁）

第8章

防治原则与养生

防治原则与养生,是中医治病、防病的基本原则和方法,包括预防、治则与养生。虽然它们在研究对象、基本理论、具体方法、适应范围等方面不完全相同,但都是在中医治病求本原则的指导下制订的反映中医预防和治疗规律的理论知识,是中医学理论体系的重要组成部分。

第1节 预 防

预防,是指采取一定的措施预防疾病的发生与发展。中医学历来就重视预防的重要性,早在《内经》中就提出了"治未病"的预防思想。包括未病先防和既病防变两个方面。

一、未病先防

未病先防,指在疾病未发生之前,采取各种措施,防止疾病的发生与发展。疾病能否发生,取决于机体正邪两个方面,邪气是导致疾病发生的重要条件,正气不足是引起疾病发生的内在依据。因此,未病先防就要从提高机体抗病能力和避免病邪入侵两方面入手。

(一) 调养正气,提高机体抗病能力

人体正气的强弱与抗病能力密切相关,调养正气是提高抗病能力的关键。

1. 重视精神调养 人的精神情志活动,与脏腑的功能活动及气血的运行关系密切。人若心情舒畅,则气机调畅,气血和调,脏腑功能旺盛,抗病能力增强,能预防疾病的发生。反之,若突然、强烈或持续的精神刺激,可引起机体气机逆乱,气血失调,脏腑功能紊乱,抗病能力下降,导致疾病的发生。

2. 注意生活起居 人的生活起居要有一定的规律性,在调养形体过程中要顺应自然规律,做到生活有节,起居有常,避免过劳,则正气充足,生命力旺盛,体质强壮,从而减少疾病的发生。

3. 加强身体锻炼 经常适量锻炼身体,可增强体质,防止疾病发生。汉代著名医家华佗根据"流水不腐,户枢不蠹"的道理,创造了"五禽戏"健身运动,模仿虎、鹿、猿、熊、鹤等五种动物的动作姿态进行体育锻炼,促使血脉流通,使关节灵活,气机调畅,以增强体质,益寿延年。

4. 药物预防疾病 应用某些药物,内服或烟熏,预防疾病的发生,也是预防疾病的一项重要措施。如用艾叶、苍术等烟熏以杀菌防病,内服板蓝根或大青叶预防流感等。

(二) 消灭病邪,防止邪气侵害

1. 避其邪气 邪气是导致疾病发生的重要条件,故未病先防除了注意摄生,以增强正气,提高抗病能力之外,还要注意避免病邪的侵害。《素问·上古天真论》说:"虚邪贼风,避之有时"。

2. **药物预防**　药物预防,可提高机体的免疫功能,有效地防止病邪的侵袭,从而达到预防疾病的作用。近年来运用中草药预防疾病,已越来越受到医学界的重视,如用贯众、板蓝根或大青叶预防流感;茵陈、栀子预防肝炎;马齿苋预防菌痢等,都收到了良好的效果。

二、既病防变

既病防变,就是在病变发生以后,要争取早期诊治,防止疾病的发展与传变,达到早日痊愈的目的。

(一)早期诊治

疾病初期,机体会产生一定的反应,出现相应的症状和体征,这时病情较轻,正气未衰,较易治愈。此时若能做出正确的诊断,早期治疗,能防止病邪深入。

(二)防止传变

传变,指脏腑组织病变的转移变化。防止疾病的传变,也是既病防变的一种重要方法。临床过程中我们要掌握疾病的发展传变规律,及时采取适当的防治措施,制止疾病的发展和传变。如《金匮要略》说:"见肝之病,知肝传脾,当先实脾。"故临床上治疗肝病,常配合健脾的药物,防止肝病传至脾脏,这就是既病防变原则的具体运用。

考点: 未病先防:扶助正气、消除病邪

链接

人痘接种术

明清时期,始于我国的人痘接种法已成为治疗天花最有效的措施。种痘法的预防效果,引起世界的重视,1688 年,俄罗斯派医生到北京学习种痘。由此,我国的人痘接种法先后流传到欧亚各国以及美洲,成为世界"人工免疫法"的先驱。18 世纪后半期,欧洲甚至出现了专门以种人痘为职业的医生。

第2节　治　　则

案例8-1

患者,女性,30 岁,已婚。平素性情急躁,喜食辛辣。月经不调 2 年,月经先期,1 个月两至,月经量多,色红,质黏稠,伴见心胸烦热,面赤口干,小便黄,舌红,苔黄,脉滑。

问题:该患者病变产生的原因是什么? 应采用什么治则?

治则,即治疗疾病的原则。治则与治法不同。治疗原则是治疗疾病的总则,是确立方法的依据,而治法则是在治则指导下确立的具体治疗方法,中医治则理论十分丰富,它从不同角度指导着临床治疗。

一、治病求本

治病求本,是中医认识疾病和治疗疾病的根本原则。求,寻求、探求之意;本,即根本、本质之意。治病求本,就是在治疗疾病时,必须寻求出疾病的本质,针对其本质进行治疗。

"本"是相对于"标"而言的。标与本是一组相对的概念,实际上是疾病过程中各种矛盾双方的主次关系。在临床运用治病求本这一治则时,必须正确掌握"治标与治本"、"正治与反治"两个方面。

考点: 治病求本的含义

（一）治标与治本

在复杂多变的病证中,应仔细分辨其标本缓急,来确定治疗上的先后主次。标本先后的运用原则:凡标病不急者,当用缓则治其本;标病甚急者,应用急则治其标;标本并重者,则用标本兼治。

1. 急则治标　急则治标是在标病紧急的情况下,有可能危及生命,或后发之标病影响到先发之本病治疗时,采用先治标的方法,待标病缓解后,再来治本病。例如大出血患者,出血量很多,甚至危及生命,无论属于何种出血,均应采取应急措施,先止血以治标,待血止而病情缓解后,再治其本病。

2. 缓则治本　缓则治本是在治病求本原则指导下,针对标病不急的病症,抓住疾病本质进行治疗。缓则治本对慢性疾病、急性疾病的恢复期有重要的指导意义。如阴虚发热病证,阴虚是本,发热是标,当养阴治本,阴复则标热自退。

3. 标本兼治　标本兼治,是指在标病与本病并重,如单纯采用先治本或先治标均不能达到治疗目的时,所采取的本病与标病同治的一种治疗原则。如虚证感冒,患者素体气虚或血虚为本,又反复外感为标,必须采用益气解表、养血解表等治法,益气、养血是扶正治本,解表是祛邪治标,标本同治,才能使正胜邪退而病愈。

（二）正治与反治

1. 正治　是逆其证候性质而治的一种治疗原则,又称"逆治"。它适用于疾病的本质与现象相一致的病证,是临床上最常用的一种治疗原则,如"寒者热之"、"热者寒之"、"虚则补之"、"实则泻之"等治疗方法都属于正治范围。

2. 反治　是顺从疾病假象而治的一种治疗原则,又称"从治"。适用于疾病的本质与现象不相一致的病证。此时在辨证时应特别注意,要透过现象去寻求本质,决不可被假象所迷惑,而造成诊断和治疗的错误。临床上有些疾病的本质与现象不相一致,也即出现了假象,常见的有真寒假热、真热假寒、真虚假实、真实假虚等证,所以常用的反治法有"热因热用"、"寒因寒用"、"塞因塞用"、"通因通用"。

二、扶正祛邪

疾病的过程,主要是正气与邪气相互斗争的过程,邪正斗争的胜负,便形成了病证的虚实变化。扶正祛邪,就是针对虚证和实证所确定的指导临床治疗的两个基本原则。

（一）扶正

扶正,即扶助正气,是针对正气虚所确立的基本治则,即"虚则补之"。采用补益法,如益气、养血、滋阴、温阳等,以提高人体正气,增强抗邪能力,祛除邪气,以达到战胜疾病,恢复健康的目的。适用于以正气虚弱为主而邪气轻微或邪气已除而正气尚虚的虚证。

（二）祛邪

祛邪,即祛除病邪,是针对邪气盛所确立的基本治则,即"实则泻之"。通过使用祛除邪气的药物或其他疗法以祛除病邪,以达到治疗疾病的目的。祛邪适用于邪气亢盛而正气未衰的实证。祛邪的具体方法很多,如发汗、泻下、渗湿、消导、活血化瘀等。这些均属于祛邪治则的具体治法。

（三）扶正与祛邪兼用

扶正与祛邪兼用,适用于正虚邪实的虚实错杂证。在具体应用时,还须分清正虚邪盛的主次。正虚为主,邪盛为次,治以扶正为主兼顾祛邪;邪盛为主,正虚为次,治以祛邪为主兼顾扶正。

对于有些虚实错杂证而不宜扶正与祛邪并用的病证,应扶正与祛邪分先后使用,以达到 **考点:**扶正既不伤正,又不碍邪,使邪去正复的目的。具体又分为以下两种情况:一是先祛邪后扶正,适 祛邪的含义用于虽属邪盛正虚,但正气尚能耐攻,或同时兼顾扶正反会助邪的病证。二是先扶正后祛邪,适用于虽属正虚邪盛,但因正气虚甚,不耐攻邪,若兼以攻邪则反会更伤正气的病证,如某些虫积患者,因病久正气大虚,不宜直接使用驱虫法,故应先用扶正健脾法,使正气渐复,脾气健运,然后再用驱虫法治疗。

三、调整阴阳

由于阴阳失调是疾病发生的根本原因,因此,在治疗护理疾病时,就要调整阴阳的偏胜偏衰,使之恢复相对平衡协调的生理状态,故调整阴阳也是中医治疗疾病的根本原则。

(一)损其有余

由于阴阳的偏盛所引起的实寒证、实热证,当据"实者泻之"的原则损其有余。对阳盛所致的实热证,应清泻阳热,用"热者寒之"的法则治疗和护理;对阴盛所致的实寒证,应温散阴寒,用"寒者热之"的法则治疗和护理。由于阴阳是互根的,又具有相互消长的关系,"阴盛则阳病","阳盛则阴病",在阴阳偏盛的病变中,如果其中一方有偏衰时,则当兼顾其不足,配以扶阳或滋阴之法。

(二)补其不足

对于阴阳偏衰引起的病证,当根据"虚者补之"的原则补其不足。对于"阴虚则热"所出现的虚热证,采用"阳病治阴"的原则,滋阴以制阳亢;对于"阳虚则寒"所出现的虚寒证,采用"阴病治阳"的原则,补阳以制阴盛;即唐·王冰所谓"壮水之主,以制阳光;益火之源,以消阴翳"。由于阴阳的互根,所以阴虚可以及阳,阳虚可以及阴,从而出现阴阳两虚的病证,治疗时当阴阳双补。临床上治疗阴虚证时在滋阴剂中适当佐以补阳药,即所谓"阳中求阴";治疗阳虚证时在温阳方药中适当佐以滋阴药,即所谓"阴中求阳"。

四、三 因 制 宜

疾病的发生与发展受多方面因素的影响,如季节、地理环境、患者的体质差异等。因此,在治疗疾病时 ,必须把不同的季节气候、不同的地理环境、个体的体质差异等因素考虑进去,制订适宜的治疗方法,此即因时、因地、因人制宜,简称"三因制宜"。

(一)因时制宜

因时制宜,是根据不同的季节气候特点,来考虑治疗用药的原则,称为因时制宜。

一年四季气候的变化,对人体的生理、病理均会产生一定的影响,因而在治疗时当有所宜忌。如炎夏季节,阳盛之时,人体腠理疏松开泄,易于汗出,即使是外感风寒而致病,辛温发散之品亦不宜过用,免致伤津耗气;寒冬时节,阴寒大盛,人体阳气内敛,腠理致密,若非大热之证,寒凉之品应当慎用,以防损伤阳气。

(二)因地制宜

因地制宜是指根据不同的地理环境特点来考虑治疗用药的原则。

不同的地域,气候、环境各异,人们的生活习惯各不相同,所以其生理功能和病理变化亦各有特点,治疗用药亦各有差异。如我国江南及两广一带,温暖潮湿,人们腠理疏松,感受风邪而致感冒,以风热为多,常采用桑叶、菊花、薄荷之类辛凉解表;而西北地区,天寒地燥,人们腠理闭塞,感受外邪而致感冒,则以风寒居多,常采用麻黄、桂枝、白芷之类辛温发汗以解表。

（三）因人制宜

因人制宜，是指根据患者的体质、性别、年龄、生活习惯等个体差异性而选择适宜的治法、方药的治疗原则。

由于先天禀赋与后天因素的影响，人的体质各不相同。体质强壮者，病证多实，故治疗宜攻，用药量宜重；体质虚弱者，病证多虚或虚实夹杂，治疗宜补或攻补兼施，用攻则药量宜轻；偏于阳盛或阴虚体质者，治疗用药宜寒凉而慎用温热；偏于阴盛或阳虚体质者，治疗用药宜温热而慎用寒凉。

年龄不同，治疗用药应该有所区别。小儿在生理上气血未充，脏腑娇嫩，病理上易寒易热，易虚易实，病情变化较快，所以治疗小儿疾患，既要少用补益，亦应忌投峻攻之剂。老年人机能减退，气血阴阳亏虚，脏腑功能衰弱，对虚证，宜用补法，且病程多较长；对实证以攻法祛邪时，要注意中病即止，防止攻邪过度而损伤原已亏虚的正气。

性别不同，生理病理特点各异，治疗时应加以考虑。在给女性患者治病时要考虑到经、带、胎、产、乳的生理特点，掌握用药的宜忌。月经期间，应慎用破血逐瘀之品，以免造成出血不止；妊娠期间，当慎用或禁用峻下、破血、滑利、走窜或有毒的药物等，以防伤胎。所以治疗用药必须因人制宜。

第3节　养　　生

养生，是指人类根据生命发展的自然规律所进行的保养身体、增进健康的一切物质活动和精神活动，即保养生命。生长壮老已是人类生命发展的必然规律，人类的寿命虽然有限，但是可以通过各种方法的调养来增强体质，延缓衰老，延长生命。

一、养生的基本原则

在中医学"治未病"思想的指导下，前人在长期的养生实践中，确立了一系列的养生原则。

（一）顺应自然

人生活在自然界之中，自然界的各种变化可以直接或间接地影响人体，使之产生相应的生理及病理改变，因而人类的生命活动应遵循自然界的客观规律，与之相适应。然而，由于人体自身对自然界变化的适应能力是有限的，所以人类只有掌握其变化的规律，主动地采取各种养生措施，提高人体对自然界的适应能力，才能避免邪气的侵害，预防疾病的发生，从而保持健康、延缓衰老。

（二）调摄精神

精神情志活动与人体的生理功能与病理变化密切相关。精神情志的调养主要应从以下两个方面入手：一是要避免不良刺激对人体的影响，创造优美的自然环境、良好的社会风气、和睦幸福的家庭氛围，同时，避免一些躯体疼痛给身心情绪带来的不良影响；二是要自我调摄,提高自身对情志刺激的耐受力,保持良好的心态、乐观的情绪,消除不良情志刺激对人体的影响。

> **链接**
>
> **调摄精神**
>
> 《素问·上古天真论》说:"恬淡虚无,真气从之,精神内守,病安从来。"指出思想上清静安定,不贪欲妄想,能使真气和顺,精神内守,疾病无以发生。反之,若突然而强烈,或反复而持续的精神刺激,可引起机体气机逆乱,气血失调,脏腑功能紊乱,抗病能力下降,导致疾病的发生。

（三）锻炼身体

经常锻炼身体,可以使人的肌肉筋骨强健,气血运行通畅,脏腑功能旺盛,有益于人的身心健康。锻炼身体要求运动量适度,因人而异,循序渐进,持之以恒。

（四）平衡膳食

人生活在自然界中,一方面人必须从膳食中摄取足够的营养物质,以供生命活动之需要,因而饮食在养生方面的作用不容忽视。再则,由于人体对于营养物质的需求是多方面的,故饮食的搭配应该全面、合理、互补。此外,因食物的性味与人的体质及疾病证候的属性密切相关,所以要充分发挥饮食在养生中的作用,还应掌握饮食的宜忌。一般而言,阳虚偏寒体质者,饮食宜温而忌凉;阴虚偏热体质者,饮食宜凉而忌温。

（五）防邪气侵害

邪气是疾病发生的重要条件,因而应时刻注意避免外邪的侵害,这样才能有效地防止疾病的发生。避免外邪主要包括讲究卫生,防止环境污染,重视饮食卫生,根据气候的变化及时增减衣被等方面。同时,采用中草药及人工免疫方法预防传染病也是中医养生学的重要内容之一。

考点: 养生的具体原则

二、养生的主要方法

人类有着相对固定的寿命期限,中医学称其为"天年"。中医养生学就是要应用各种养生方法来预防疾病,维护身心健康和延缓衰老进程,使人类尽享天年。

（一）饮食调养

饮食调养,是根据养生理论合理摄取膳食,以增进健康、延年益寿为目的的养生方法。

1. 饮食有节　对饮食的摄入要有节制,应适量、定时、防止饥饱失常。暴饮暴食,可致食滞,而出现胃肠疾病;长期过饥则营养不足,脏腑、组织、器官失养,正气渐弱,而出现衰弱病证或易感外邪。

2. 合理调配饮食　饮食应注意五味调和、荤素搭配、食性寒温适中,这样,才能保证人体对各种物质的摄入,满足生命活动的需要。

3. 饮食卫生　注意饮食卫生,首先应防止饮食不洁;其次,要注意不吃腐败变质的食物,以及自死、疫死的家禽、家畜等,以避免引起食物中毒,或其他一些疾病的发生。

4. 药膳保健　中医学认为食物与药物二者密不可分,历来有药食同源之说,因而将二者合而为一制成药膳,既弥补了药物口感欠佳的不足,同时又增加了食物的治疗保健作用,更有利于防病养生,也更容易被人们所接受。

（二）药物调养

药物调养是指通过使用一些补益药物而起到补益脾肾、延年益寿、保全生命作用的一种养生方法。中医学认为肾中精气虚衰和脾肾虚衰是衰老的主要机制,因而调补脾肾是药物调养的中心环节。只要使用补益药物得当,适量久服,对预防早衰、保健、养生会起到重要作用。

（三）情志调养

情志调养指通过清静养神、移情易性等,以保持神气清静、情志舒畅,身心健康的一种养生方法。具体包括以下几方面:

1. 清静养神　静是指人们应保持心境安宁、愉快,进而达到虚怀若谷、无私寡欲的精神境界。在清静养神的同时要做到顺情从欲以养神,在可能的情况下,尽量满足人们对衣食住行及工作条件的需要,使其心志得安,热爱生活,保持乐观向上的情绪。

2. 移情易性　移情,指排遣情思,使思想焦点向他处转移。易性,指改变心态,包括排除或改变不良的情绪及生活习惯,或使不良的情绪情感得以适当宣泄,以恢复心境的平和愉悦。

（四）健身调养

健身调养是通过锻炼身体,增强体质,保全身体的一种养生方法。运动可以促进周身气血的运行,协调各脏腑的功能活动,使人心胸开阔,精神愉快,机体抗病能力增强,有助于长寿。

（五）因时调养

因时调养是顺应四时气候、阴阳变化,进行综合调养的养生方法。

春季阳气上升,阴气下降,因而养生应顺应春天阳气升发向上的特点,注意养阳,以利于人体精、气、血、津液的化生及保持内环境的相对平衡。

夏季阳气盛极,阴气伏藏,气候炎热所以养生应顺应夏季阳盛于外,易于发泄的特点,注意养护阳气。

秋季阳气开始收敛,阴气逐渐增长,因而养生应考虑到秋季的特点,以养收为主,注意收敛精气,保津养阴。

考点: 养生的主要方法

冬季阴气盛极,阳气潜伏,气候寒冷,所以养生应避寒就暖,注意敛阳护阴,以收藏为本。

总之,要灵活掌握养生的原则和方法,达到延缓衰老、延长生命的目的。

小结

中医治病强调整体观念与辨证施治,在此基础上确立了治病求本、扶正祛邪、调整阴阳、三因制宜等治疗护理原则。其中正治与反治等治疗大法体现了辨证施治的特点。整体护理与辨证施护说起来容易,做起来确实有一定的难度,这需要我们很好地掌握中医药知识及常用的中医诊疗技术,在临床上才能得心应手。

养生,是指人类根据生命发展的自然规律所进行的保养身体、增进健康的一切物质活动和精神活动,通过各种方法的调养来增强体质,从而延缓衰老、延长生命。

⑩自测题

一、名词解释

1. 预防　2. 正治　3. 治病求本

4. 养生

二、填空题

1. 三因制宜包括_____、_____、_____。

2. 正治法包括_____、_____、_____、_____。

3. 养生的主要方法有_____、_____、_____、_____、_____。

4. 常用的治疗原则有_____、_____、_____、_____等。

三、选择题

A₁ 题型

1. 顺从疾病假象而治的方法为（　　）

　A. 正治法　　　　B. 反治法

　C. 扶正法　　　　D. 祛邪法

　E. 标本同治法

2. 虚人感冒应采用的治则是（　　）

　A. 急则治标　　　B. 缓则治本

　C. 标本兼治　　　D. 扶正

　E. 祛邪

3. 下列属于正治法的是（　　）

　A. 热因热用　　　B. 寒因寒用

　C. 寒因塞用　　　D. 通因通用

　E. 热者寒之

四、简答题

1. 试述预防的基本内容。

2. 中医基本治则有哪些？

3. 何谓正治与反治，各包括哪些内容？

4. 养生的基本原则有哪些？

（王　萍）

第9章

中药方剂基本知识

你了解中药方剂吗？中药方剂的安全有效性已受到广泛关注与重视，作为防病治病的有效武器，中药方剂正显示出其独特的优势和强大的生命力。正确掌握中药的性能及中药的用法将会提高临床的治疗效果，也能提高护理技能水平。

> **案例9-1**
>
> 患者，男性，25岁，以大便秘结5天为主诉来诊。自述5天前参加烧烤聚会，进食大量油炸烘烤食品，5天来一直未排便，伴脘腹胀满，口干舌燥。腹部按之有硬块，压痛阳性，无腹肌紧张及反跳痛，舌质红，苔黄燥起刺，脉沉实。辨证为阳明腑实证，予大承气汤治疗，服两剂后大便下，诸症皆消。
>
> **问题：** 1. 如何理解方中大黄与芒硝的配伍关系？
>
> 　　　　2. 该患者服药期间饮食需禁忌什么？

第1节　中药基本知识

中药是我国传统药物的总称，是在中医理论指导下，用于防病治病的天然药物及其简单加工品。中药包括植物药、动物药、矿物药及部分化学、生物制品类药物，其中植物药占大多数，应用也最广泛，故古代将中药称为"本草"。目前，我国的中草药品种共有12807种，其中，植物类药11146种，动物类药1581种，矿物类药80种。

一、中药的性能

药物治病的基本作用不外是祛除病邪，消除病因；恢复脏腑功能的协调，纠正阴阳偏胜偏衰的病理现象，使之在最大程度上恢复到正常状态。药物之所以能够针对病情，发挥上述基本治疗作用，乃是因为各种药物各自具有若干特性和作用，前人也称为药物的偏性，意思是说以药物的偏性纠正疾病所表现的阴阳偏盛或偏衰。把药物治病的多种多样的性质和作用加以概括，主要有四气、五味、归经、升降浮沉、毒性等。

（一）四气

四气又称四性，即寒、热、温、凉四种药性。它是通过不同反应和所获得的不同疗效而总结出来的。能够减轻或消除热证的药物，一般属于寒性或凉性，如黄芩、板蓝根对于发热口渴、咽痛等热证有清热作用，表明这两种药物具有寒性。反之能够减轻或消除寒证的药物，一般属于温性或热性，如附子、干姜对于腹中冷痛，脉沉无力等有温中散寒作用，表明这两种药物具有热性。此外，还有一些药物寒热之性不甚明显，称为平性，如茯苓、猪苓。

一般来讲，寒凉药分别具有清热泻火、凉血解毒、滋阴除蒸、泻热通便、清热利尿、清化热痰、清心开窍、凉肝息风等作用，多用于治阳热证；而温热药分别具有温里散寒、暖肝散结、补火助阳、温阳利水、温经通络、引火归原、回阳救逆等作用,多用于治阴寒证。

(二)五味

五味是指辛、甘、酸、苦、咸五种不同的药味。此外,还有淡味和涩味,但通常淡味附于甘味,涩味附于酸味,故仍称五味。药味的产生,虽源于口尝,但更重要的是根据临床经验归纳总结出来的,是对药物作用的高度概括。

辛:有发散、行气、活血的作用。如有发散作用的生姜,有行气作用的木香,有行血作用的红花。多用于治疗表证、气滞及血瘀等证。

甘:有补益、缓急、止痛、和中、调和药性的作用。一般用于治疗虚证,有滋补强壮药,如党参、熟地;缓和拘急疼痛、调和药性的药物,如蜂蜜、饴糖、甘草等。甘味药多质润而善于滋燥。

酸:有收敛、固涩作用。一般用于治疗虚汗、泄泻、尿频、滑精、出血等症。如山茱萸、五味子涩精敛汗,五倍子涩肠止泻、敛汗、止血,金樱子固精、缩尿、涩肠止泻等。

苦:有泄、燥的作用。泄的含义甚广,有指通泄的,如大黄,适用于热结便秘;有指降泄的,如杏仁,适用于肺气上逆的喘咳;有指清泄的,如栀子,适用于热盛心烦等症。燥即燥湿,用于湿证,如苍术、黄连等。

咸:有软坚散结、泻下的作用。如能治疗瘰疬、瘿瘤、痰核的海藻、瓦楞子等,泻下通便的芒硝等。

淡:能渗、能利,即有渗湿利小便的作用,故常用于水肿、小便不利等病症。如茯苓、猪苓、泽泻等。

涩:与酸味药作用相似,大多具有收敛固涩作用,常用于虚汗、久泄、遗精、出血等病症,如龙骨、牡蛎涩精,赤石脂涩肠止泻。 **考点:**药味的作用

(三)升降浮沉

升降浮沉是药物在人体作用的四种趋向。这种性能,可以纠正机体功能的失调,使之恢复正常,或因势利导,有助于驱邪外出。一般具有升阳发表、祛风散寒、涌吐、开窍等功效的药物,都能上行向外,药性都是升浮的;而具有泻下、清热、利尿渗湿、重镇安神、潜阳息风、消导积滞、降逆、收敛及止咳平喘等功效的药物,则能下行向内,药性都是沉降的。

影响药物升降浮沉的因素主要有药物的气味、质地轻重等,并受炮制和配伍的影响。一般而言,味属辛、甘,气属温热的药物多具有升浮性;味属酸、苦、咸,气属寒凉的药物多具有沉降性。从药物的质地来看,一般花、叶、皮、枝等质轻的药物大多为升浮药,如苏叶、菊花、蝉蜕等;而种子、果实、矿物、贝壳及质重者大多属沉降药,如苏子、枳实、牡蛎、代赭石等。除上述一般规律外,某些药物也有特殊性,旋覆花虽然是花,但能降气消痰、止呕止呃,药性沉降而不升浮;苍耳子虽然是果实,但能通窍发汗、散风除湿,药性升浮而不沉降,故有"诸花皆升,旋覆独降;诸子皆降,苍耳独升"之说。另外,通过炮制也可改变药物的升降浮沉之性,如酒炒可升、姜制可散、醋炒则收敛、盐炒则下行等。而在复方配伍中,性质升浮的药物,在同较多的沉降性药物配伍时,其升浮之性可受到一定的制约,反之,性属沉降的药物与较多的升浮性质药物同用,则其沉降之性亦能受到一定程度的制约。

(四)归经

归经是药物对于机体某部分的选择性作用,即某药对某些脏腑经络有特殊的亲和作用,因而对这些部位的病变起着主要或特殊的治疗作用。药物的归经不同,其治疗作用也不同。归经是以脏腑、经络理论为基础,以所治具体病症为依据,从疗效观察中总结出来的。如桔梗和杏仁能治胸闷、咳喘,归肺经;朱砂能安神,归心经等。掌握归经便于临床辨证用药,如病患

热证,有肺热、胃火、心火等的不同,治疗时用药不同。若肺热咳喘,当用桑白皮、地骨皮等入肺经药来泻肺平喘;若胃火牙痛当用石膏、黄连等入胃经药来清泻胃火;若心火亢盛、心悸失眠,当用朱砂、丹参等入心经药来清心安神。

(五)毒性

中药毒性主要是药物的毒副作用。古本草书籍在其药物性味下标注的"大毒",如巴豆、砒霜、草乌、川乌、马钱子等;"小毒",如吴茱萸、细辛、苦杏仁、水蛭等;"有毒",如附子、半夏、商陆、牵牛子,大都指药物毒副作用的大小。掌握了药物的毒性,可以帮助我们理解其作用之峻利或和缓,俾能根据病体虚实、疾病深浅来适当地选用药物和确定用量。并可通过必要的炮制、配伍、制剂等环节来减轻或消除其毒副作用,以指导临床用药。

正确对待中药毒性,还要加强对有毒中药的使用管理。此处所称的有毒中药,系指列入国务院《医疗用毒性药品管理办法》的中药品种,包括:砒石、砒霜、水银、生马钱子、生川乌、生草乌、生白附子、生附子、生半夏、生南星、生巴豆、斑蝥、青娘虫、红娘虫、生甘遂、生狼毒、生藤黄、生千金子、生天仙子、闹羊花、雪上一枝蒿、红升丹、白降丹、蟾酥、洋金花、红粉、轻粉、雄黄等。

甘草用途虽广,也有禁忌

甘草被古人称为众药之主,誉为"国老"。其性味甘平,具有补脾益气,清热解毒,祛痰止咳,缓急止痛,调和诸药的功效。现代药理研究表明,甘草有抗心律失常、抗溃疡、抑制胃酸分泌、缓解胃肠平滑肌痉挛及镇痛作用;有抗菌、抗病毒、抗炎、抗过敏、保护发炎的咽喉气管黏膜、抗利尿、降脂、保肝及类肾上腺皮质激素样作用。但长期大量服用甘草,甘草的保钠排钾作用会导致水钠潴留,从而产生血压升高、水肿或低血钾症,出现心律失常、肌肉无力等症状。因此,患有高血压、心血管疾病的人应慎用甘草及以甘草为主的中成药。

二、中药的用法

中药的用法主要包括配伍、禁忌、剂量等内容。

(一)配伍

按照病情的不同需要和药物的不同特点,有选择地将两种以上的药物合在一起应用,称为配伍。药物配合应用,相互之间必然产生一定的作用,有的可以增进原有的疗效,有的可以相互抵消或削弱原有的功效,有的可以降低或消除毒副作用,也有的合用可以产生毒副作用。因此,在使用两味以上药物时,就必须有所选择,这就提出了药物配伍关系的问题。前人把单味药应用和药物之间的配伍关系总结为七个方面,称为药物的"七情"。

1. 单行 指单用一味药物来治疗某种病情单一的疾病。对于病情比较单纯的病证,往往选择针对性较强的药物即可达到治疗目的。如单用一味人参(独参汤),治疗气虚欲脱证;用益母草膏调经止痛。

2. 相须 指两种功效类似的药物配合应用,可以增强原有药物的功效。如石膏配知母能增强清热泻火的功效;麻黄配桂枝能增强发汗解表、祛风散寒的作用;大黄配芒硝可增强泻下通便的功效。

3. 相使 指性能功效方面有某种共性的药物配合应用,而以一种药物为主,另一种药物为辅,辅药能提高主药的疗效。如黄芪配茯苓治脾虚水肿,黄芪为健脾益气、利尿消肿的主药,茯苓淡渗利湿,可增强黄芪益气利尿的作用;枸杞子配菊花治目暗昏花,枸杞子为补肾益精、养肝明目的主药,菊花清肝泻火,兼能益阴明目,可以增强枸杞补虚明目的作用。

4. 相畏　指一种药物的毒性反应或副作用能被另一种药物减轻或消除。如生半夏的毒性能被生姜减轻或消除,即生半夏畏生姜;熟地滋腻碍胃、影响消化的副作用能被砂仁减轻,即熟地畏砂仁。

5. 相杀　指一种药物能减轻或消除另一种药物的毒性反应或副作用。如生姜能减轻或消除生半夏的毒性,所以说生姜杀生半夏。相畏与相杀,实际上是一种配伍关系的两种不同的提法。

6. 相恶　指一种药物能破坏另一种药物的功效。如人参恶莱菔子,人参的补气作用能被莱菔子削弱;生姜恶黄芩,黄芩能削弱生姜温胃止呕的作用。

7. 相反　指两种药物合用后,能产生剧烈的不良反应或毒性。如"十八反"、"十九畏"中的药物组合。

上述"七情"除单行外,相须、相使可以起到协同作用,能提高药效,是临床常用的配伍方法;相畏、相杀可以减轻或消除毒副作用,以保证安全用药,是使用毒副作用较强药物的配伍方法,也可用于有毒中药的炮制及中毒解救。相恶则是因为药物的拮抗作用,抵消或削弱其中一种药物的功效;相反则是药物相互作用能产生毒性反应或强烈的副作用,故相恶、相反是配伍用药的禁忌。 **考点:**中药的配伍七情关系

（二）禁忌

中药的用药禁忌主要包括配伍禁忌、证候禁忌、妊娠禁忌和服药饮食禁忌4个方面。

1. 配伍禁忌　指某些药物合用会产生剧烈的毒副作用或降低和破坏药效,因而应该避免配合应用。古人概括为"十八反"、"十九畏"。现介绍如下:

(1) 十八反:甘草反甘遂、大戟、海藻、芫花;乌头反贝母、瓜蒌、半夏、白蔹、白及;藜芦反人参、沙参、丹参、玄参、细辛、芍药。

(2) 十九畏:硫黄畏朴硝,水银畏砒霜,狼毒畏密陀僧,巴豆畏牵牛,丁香畏郁金,川乌、草乌畏犀角,牙硝畏三棱,官桂畏石脂,人参畏五灵脂。

2. 证候禁忌　中药具有寒、热、温、凉等特点,因而一种药物只适用于某种或某几种特定的证候,而对其他证候无效,甚或出现反作用。此时,对其他证候而言,即为禁忌证。因此,临床用药也就有所禁忌,称"证候禁忌"。如大黄因其苦寒泄热,故热结便秘尤为适宜,而阴虚便秘及阳虚便秘者禁用。麻黄性味辛温,功能发汗解表、散风寒,又能宣肺平喘利尿,故只适用于外感风寒表实无汗或肺气不宣的喘咳,而对表虚自汗及阴虚盗汗、肺肾虚喘则禁止使用。龙眼肉性味甘温,功能补益心脾、养血安神,故适用于心脾两虚所致失眠健忘或年老体衰、产后、大病之后的气血亏虚,而湿盛中满或有停饮、痰、火者忌服。所以除了药性极平或者无须禁忌外,一般药物都有证候用药禁忌。

3. 妊娠用药禁忌　某些药物具有损害胎元以致堕胎或畸形的副作用,称为妊娠禁忌药物。根据药物对于胎元损害程度的不同,一般可分为禁用与慎用两类。禁用的大多是毒性较强,或药性猛烈的药物,如巴豆、牵牛、大戟、斑蝥、商陆、麝香、三棱、莪术、水蛭、虻虫、雄黄、砒霜等;慎用的包括通经去瘀、行气破滞及辛热滑利之品,如桃仁、红花、牛膝、大黄、枳实、附子、干姜、肉桂、木通、冬葵子、瞿麦等。凡禁用的药物,绝对不能使用;慎用的药物,则可根据孕妇患病的情况,斟酌使用。但没有特殊必要时,应尽量避免,以防发生事故。

4. 服药饮食禁忌　俗称"忌口"。在古代文献上有常山忌葱;地黄和何首乌忌葱、蒜、萝卜;薄荷忌蟹肉;茯苓忌醋;鳖甲忌苋菜;以及蜜反生葱、柿反蟹等记载。在服药期间,一般应忌食生冷、黏腻、腥臭等不易消化及有刺激性的食物。此外,根据病情的不同,饮食禁忌也有区别。

如热性病,应忌食辛辣、油腻、煎炸性食物;寒性病,应忌食生冷食物、清凉饮料等;脑卒中患者慎食猪脂、酒、浓茶、姜、辣椒等肥甘、生火、生痰食物;黄疸胁痛应忌食动物脂肪及辛辣烟酒刺激物品;肾病水肿应忌食盐、碱过多和酸辣太过的刺激食品;疮疡、皮肤病患者应忌食鲤鱼、鲫鱼、虾、蟹等发物及辛辣刺激性食品;湿热痢疾忌食牛奶、鸡蛋、韭菜等温补食物。

(三)剂量

用药的重量称为剂量。主要指一剂药中每味药的成人一日量。用量是否得当,是直接影响药效的重要因素之一。一般来讲,确定中药的剂量应考虑如下几方面的因素:

1. 药物性质与剂量的关系　剧毒药或作用峻烈的药物,应严格控制剂量,开始时用量宜轻,逐渐加量,一旦病情好转,应当立即减量或停服,中病即止,防止过量或蓄积中毒。如千金子、轻粉、巴豆、牵牛、大戟、斑蝥、三棱、莪术、水蛭、虻虫、雄黄、砒霜、苦杏仁、马钱子等。此外,花、叶、皮、枝等量轻质松及性味浓厚、作用较强的药物用量宜小,如灯芯草、番泻叶、淡竹叶、红花等;矿物贝壳等质重沉坠及性味淡薄、作用温和的药物用量宜大,如龙骨、牡蛎、玉米须、金钱草等;过于苦寒的药物也不要久服过量,免伤脾胃,如生石膏、黄芩、黄连、黄柏、穿心莲等;鲜品药材含水分较多,用量宜大(一般为干品的2～4倍);干品药材用量当小;贵重药材如牛黄、麝香、鹿茸、珍珠、羚羊角等在保证药效的前提下应尽量减少用量。

2. 剂型、配伍与剂量的关系　在一般情况下,同样的药物入汤剂比入丸散剂的用量要大些;单味药使用比复方中应用剂量要大些;在复方配伍使用时,主要药物比辅助药物用量要大些。

3. 年龄、体质、病情与剂量的关系　由于年龄、体质不同,对药物的耐受程度不同,则药物用量也应有差别。一般老年、小儿、妇女产后及体质虚弱的患者,都要减少用量,成人及平素体质壮实的患者用量宜重。久病者又应低于新病者的剂量。老人及身体已极度衰弱者用补药时,一般剂量可较重,但开始时的剂量宜轻,逐渐增加,否则药力过猛可导致病者虚不受补。一般5岁以下的小儿用成人药量的1/4,5岁以上的儿童按成人用量减半服用。病情轻重、病势缓急、病程长短与药物剂量也有密切关系,一般病情轻、病势缓、病程长者用量宜小;病情重、病势急、病程短者用量宜大。

4. 季节变化与剂量的关系　夏季发汗解表药及辛温大热药不宜多用;冬季发汗解表药及辛温大热药可以多用;夏季苦寒降火药用量宜重;冬季苦寒降火药则用量宜轻。

除了剧毒药、峻烈药、精制药及某些贵重药外,一般中药常用内服剂量5～10g;部分常用量较大,剂量为15～30g;新鲜药物常用量30～60g。

链接

帛书《五十二病方》

《五十二病方》是现存医籍中最早记载方剂的医书,1973年出土于长沙市马王堆三号汉墓,全书为九千九百一十一字,抄录于一高约24cm、长450cm长卷之后5/6部分,分52题,每题都是治疗一类疾病的方法,少则一方、二方,多则二十余方。例如:"睢(疽)病,冶白蔹(蔹)、黄蓍(耆)、芍乐(药)、桂、姜、椒、朱(茱)臾(萸),凡七物。"

第2节　方剂基本知识

方剂是中医学中理、法、方、药的重要组成部分。临床上通过"望、闻、问、切"四诊收集的资料对疾病进行辨证,而后确定恰当的治疗方法。在治疗过程中根据病情需要和用药组方原则选用适宜的药物和剂量配合运用,称为方剂。因此,方剂就是治疗疾病的具体方法、手段,即具体运用的药物。

一、方剂的组成原则与变化

(一)组成原则

《黄帝内经》最早提出组方原则。《素问·至真要大论》曰:"主病之谓君,佐君之谓臣,应臣之谓使。"

方剂的组成是根据疾病需要,按组方原则和用药规律对药物进行科学、合理的搭配运用。根据历代医家的论述,遵循"君、臣、佐、使"的组方原则。

1. 君药 即主药,是针对主病或主症起主要治疗作用的药物。其药力在整个方剂中最突出,用量较大,在方剂中不可缺少。

2. 臣药 即佐药,是辅助君药加强治疗作用,或对兼病或兼症起治疗作用的药物。

3. 佐药 有三种意义:①辅佐君、臣药加强治疗作用,或直接治疗次要兼症。②用之消除或减轻君、臣药的毒性或烈性。③反佐药,与君药药性相反,而起治疗作用的药物,一般用量较轻。

4. 使药 有两种意义:①引经药,又称药引子,能引方中药物直达疾病所在部位。②调和药,即具有调和诸药作用的药物,中和方剂药性。

如四君子汤:人参9g,白术9g,茯苓9g,炙甘草6g。方中,君药人参甘温,益气,健脾养胃;臣药白术苦温,健脾燥湿,加强益气助运之力;佐药茯苓甘淡,健脾渗湿;使药炙甘草,益气和中,调和诸药。

(二)组成变化

方剂的组成既有严格的原则性,又有极大的灵活性。临床用药要做到"师其法而不泥其方",要根据患者的病情、体质、年龄、性别以及季节气候、生活习惯等灵活加减药物和药量,以达到临床治疗的最佳效果。

1. 药味增减变化 药物组成方剂,药味是决定方剂功用的主要因素,因此方剂中药味的增减必然使方剂的功效发生变化。药味增减变化分三种情况:①主药不变,臣药加减,改变了方剂的配伍关系,方剂的功效发生根本变化。②主药、臣药不变,佐药、使药发生增减变化,方剂的主要功效未发生改变,适用于对兼证的治疗改变。③主药改变,方剂名称发生变化。

2. 药量增减变化 药物剂量大小决定药力的大小,也决定作用功效强弱。药量可以改变方剂君臣佐使关系。

3. 剂型更换变化 即方中药物、药量不变,根据病情和制药需要,使用不同的剂型。剂型不同,药力大小与峻缓亦不同。人体对汤剂的吸收较快,对丸剂、散剂的吸收较慢。

二、方剂剂型

方剂组成后,还要根据病情和用药特点制成一定的型态,称为剂型。常用剂型如下:

1. 汤剂 是将中药饮片加水浸泡后,按需要煎煮一定时间,去渣取汁,制成的液体剂型,如麻黄汤。

2. 散剂 是将药物粉碎成细末后,混合成的粉末状制剂,如冰硼散。

3. 丸剂 是将药物研成的细粉或药材提取物,用蜂蜜、面糊、水等黏合剂制成的圆形固体剂型,如跌打丸。

4. 糖浆剂　是将药物煎煮去渣取汁浓缩后,加入蔗糖制成的水溶液,如急支糖浆。

5. 膏剂　①煎膏:将药物加水反复煎煮,去渣浓缩后,加蜜或糖熬制成的半液体制剂,如益母膏。②黑膏:用植物油将药物煎熬,加黄丹收膏,摊涂于动物皮、布和纸上而成,如狗皮膏。

6. 冲剂　是将药材提取物或药物细粉加入辅料制成颗粒状制剂,服用时用开水冲服,如抗病毒冲剂、新生化颗粒。

7. 片剂　是将药材细粉或提取物加辅料压制而成的片状剂型,如西瓜霜含片、降脂减肥片、三七丹参片、盆炎净片。

8. 丹药　是矿物药经高温烧炼升华而成的化学制剂,如红升丹。

9. 露剂　是将药物用蒸馏法提取的有芳香气味的露状溶液,如金银花露。

10. 酒剂　是将药物浸泡于黄酒中,使其有效成分溶于酒中的剂型,如风湿药酒。

11. 注射剂　亦称针剂,是将药物经过提取、配制而成的灭菌溶液,供临床皮下、肌内、静脉注射的制剂,如生脉注射液。

12. 口服液　是将药物用水或其他溶剂提取制成的内服液体制剂,如藿香正气液。

第3节　常用中药、方剂与中成药

案例9-2

患者,男性,40岁。近患感冒,主诉:头痛,发热,咽喉肿痛1天。现体温腋下38.5℃,微恶风寒,咽喉肿痛,轻微咳嗽,口渴,苔薄白,脉浮数。

问题:现有维C银翘片和九味羌活丸两种感冒药,他不知该服哪种,现咨询护士。

一、解表类中药、方剂与中成药

(一)解表类中药

凡能治疗表证,解除表邪的药物,称为解表药。解表药分为辛温解表药与辛凉解表药两类。①辛温解表药:性味辛温,可发散风寒、解除风寒表证(表9-1)。②辛凉解表药:性味辛凉,可发散风热,解除风热表证(表9-2)。

表9-1　常用辛温解表药

药名	性味	功效	应用	用量(g)
麻黄	辛、微苦,温	发表散寒,宣肺平喘,利水消肿	外感风寒表证,喘咳证,风水水肿	3～9
桂枝	辛、甘,温	发汗解表,温经通脉	风寒表虚证,风寒湿痹,胸痹	3～10
苏叶	辛,温	散寒解表,行气和胃	外感风寒,呕吐,妊娠呕吐,鱼蟹中毒	3～10
荆芥	辛、甘,微温	祛风解表,透疹	外感风寒或风热,风疹,出血	3～10
防风	辛、甘,微温	祛风解表,胜湿止痛	外感风寒或风热,风寒湿痹,伤风	3～10
羌活	辛、苦,温	解表散寒,胜湿止痛	外感风寒表证,风寒湿痹	3～10
细辛	辛,温	祛风散寒,温肺通窍	风寒表证,头、牙痛,咳喘痰稀,鼻渊,痹证	1～3
白芷	辛,温	解表止痛,燥湿,消肿排脓	外感风寒,牙痛,前额痛,头痛,疮疡	3～10
苍耳子	辛、苦,温	通鼻窍,祛风湿	鼻渊,外感风寒,风湿疼痛	3～10
生姜	辛,微温	发汗解表,温中散寒	外感风寒,胃寒呕吐,肺寒咳嗽	3～10

表9-2 常用辛凉解表药

药名	性味	功效	应用	用量(g)
薄荷	辛、凉	散风热,利咽透疹,清头目	外感风热,头痛目赤,咽喉肿痛,麻疹不透	3~10
菊花	辛、甘、微寒	疏散风热,清肝,明目	外感风热,头痛,目赤肿痛	5~10
桑叶	辛、甘、寒	疏风清热,清肝明目	外感风热,头痛,目赤	9~12
柴胡	苦、辛、微寒	和解退热,疏肝解郁,升举阳气	外感发热,肝气郁结,内脏下垂	5~12
葛根	甘、辛、凉	发表解肌,升阳,解热生津	外感风热,麻疹,腹泻,烦渴	6~15
升麻	辛、甘、微寒	发表透疹,清热解毒,升举阳气	热毒所致病证,内脏下垂,麻疹	3~9
蝉蜕	甘、寒	疏散风热,透疹,明目	外感风热,麻疹,目疾	3~10
牛蒡子	辛、甘、寒	疏散风热,透疹,解毒散肿	外感风热,麻疹,咽痛,痄腮	3~10

（二）常用解表类方剂与中成药

以解表药为主组成的,具有发汗、解肌、透疹等主要作用,可以治疗表证的方剂,称为解表剂(表9-3)。

表9-3 常用解表类方剂与中成药

方名	功效	临床应用
麻黄汤	发汗解表,宣肺平喘	风寒表实证,恶寒,无汗头身痛,喘咳
桂枝汤	解肌发表,调和营卫	风寒表虚证,头痛发热,汗出恶风
九味羌活丸	解表,散寒,除湿	风寒感冒,痹痛,四肢酸楚
银翘片	辛凉解表,清热解毒	风热感冒,头痛,咳嗽,咽喉疼痛
桑菊感冒颗粒	疏风清热,宣肺止咳	风热感冒,发热头痛,咳嗽咽痛

二、清热类中药、方剂与中成药

（一）清热类中药

凡以清泻里热为主要作用的药物,称为清热药。临床分清热泻火药、清热燥湿药、清热凉血药、清热解毒药、清虚热药(表9-4至表9-8)。

表9-4 常用清热泻火药

药名	性味	功效	应用	用量(g)
石膏	辛、甘、大寒	清热泻火,除烦止渴	气分实热,肺热,湿疮	15~60
知母	苦、甘、寒	清热解烦,养阴润燥	气分实热证,阴虚潮热,消渴	6~12
天花粉	苦、微甘、寒	清热生津,消肿排脓	消渴,肺痈,咳嗽,咯血	10~15
栀子	苦、寒	清热,除烦,利湿	热证,黄疸,出血	3~10
夏枯草	苦、辛、寒	清肝火,散结,降血压	头目疼痛,瘰疬,高血压	10~15

表9-5 常用清热燥湿药

药名	性味	功效	应用	用量(g)
黄芩	苦,寒	清热燥湿,泻火解毒,止血,安胎	湿热黄疸,痈肿,出血,胎动不安	3～10
黄连	苦,寒	清热燥湿,泻火解毒	心火上炎,胃热,痢疾,痈肿	3～10
黄柏	苦,寒	清热燥湿,泻火解毒,退虚热	湿热泻痢,妇女带下,阴虚发热	3～10
龙胆草	苦,寒	清热燥湿,泻肝胆火	湿热黄疸,带下,胁痛	3～10
苦参	苦,寒	清热燥湿,祛风杀虫	湿热黄疸,泻痢,带下,外阴瘙痒	3～10

表9-6 常用清热凉血药

药名	性味	功效	应用	用量(g)
水牛角	苦、咸,寒	泻火解毒,凉血止血,安神定惊	高热,神昏谵语,惊厥,斑疹	10～60
生地黄	甘、苦,寒	清热凉血,养阴生津	身热或夜热早凉,出血,口渴	6～15
玄参	苦、甘,寒	清热养阴,解毒散结	身热口渴,出血,咽喉肿痛,瘰疬	6～12
牡丹皮	苦、辛,微寒	清热凉血,活血化瘀,退虚热	身热或夜热早凉,出血,痈肿	6～12
赤芍	苦,微寒	清热凉血,祛瘀止痛	身热,出血,经闭,痈肿	6～12

表9-7 常用清热解毒药

药名	性味	功效	应用	用量(g)
金银花	甘,寒	清热解毒,疏散风热	外感风热,痈肿,痢疾,温病	10～15
连翘	甘,微寒	清热解毒,消痈散结	外感风热,疮毒痈肿	6～15
板蓝根	苦,寒	清热解毒,凉血,利咽	温病发热,头痛,咽痛,痄腮	9～15
野菊花	苦、辛,微寒	清热解毒,消肿	咽喉肿痛,目赤肿痛,痈疖	9～15
鱼腥草	辛,微寒	清热解毒,消痈排脓,利尿	肺痈,疮疡,热淋	15～30
白花蛇舌草	甘、淡,微寒	清热解毒,消痈散结,利尿	疮疡肿痛,热淋,毒蛇咬伤,食管癌	15～30
蚤休	苦,微寒	清热解毒,消肿止痛,止痉	疮肿,毒蛇咬伤,高热,抽搐,昏迷	6～12
白头翁	苦、寒	清热,解毒,凉血	痢疾	15～30
马齿苋	酸,寒	清热解毒,凉血止血	湿热泻痢,痈疖,热淋,血淋	15～60
蒲公英	苦、甘,寒	清热解毒,利湿	痈肿疮疡,湿热黄疸	10～15
败酱草	辛、苦,微寒	清热解毒,祛瘀止痛,排脓	肠痈,肺痈,腹胸疼痛	6～15

表9-8 常用清虚热药

药名	性味	功效	应用	用量(g)
青蒿	苦、辛,寒	退虚热,凉血,截疟	阴虚潮热,夜热早凉,疟疾	3～10
地骨皮	甘、淡,寒	退虚热,清肺热	阴虚发热,肺热咳喘,出血	6～15
银柴胡	甘,微寒	退虚热	阴虚发热,小儿虫积	3～10
胡黄连	苦,寒	退虚热,清湿热	阴虚发热,小儿疳积,泻痢	3～9

（二）常用清热类方剂与中成药

以清热药为主组成,具有清热、泻火、凉血、解毒等作用,治疗里热证的方剂,称为清热剂（表9-9）。

表 9-9　常用清热类方剂与中成药

方名	功效	临床应用
白虎汤	清热生津	高热,感染性疾病高热者,消渴
黄连上清丸	清热通便、散风止痛	牙痛口疮、咽喉肿痛、小便短赤
清营汤	清营解毒、透热养阴	温热病,皮下出血、流脑、败血症
金银花露	清热,消暑,解毒	暑温口渴,小儿痱毒,热毒疮疖
板蓝根冲剂	清热解毒,凉血利咽	风热感冒,咽喉肿痛,腮腺炎
龙胆泻肝汤	清肝胆实火	肝火头痛,肋痛,带下,阴痒
清蒿鳖甲汤	养阴透热	温病后期虚热、虚汗,慢性肾炎
百艾洗液	清热解毒,燥湿杀虫,祛风止痒	阴痒,带下量多,尿频、尿急、尿数,小便黄赤,皮肤病
盆炎净片	清热利湿,和血通络,调经止带	湿热下注,白带过多

三、泻下类中药、方剂与中成药

(一)常用泻下药

凡具有促进排便、引起腹泻作用的药物,称为泻下药(表 9-10)。

表 9-10　常用泻下药

药名	性味	功效	应用	用量(g)
大黄	苦,寒	泻下攻积,清热解毒	便秘,出血,咽痛,疮疡,瘀血证	3~15
芒硝	咸、苦,寒	软坚泻下,清热泻火	积滞,便秘,咽喉肿痛,疮疡	10~15
番泻叶	甘、苦,寒	泻下导滞	便秘,肠道积滞,水肿	5~15
火麻仁	甘,平	润肠通便	老人、产妇及体弱者阴虚便秘	10~30
甘遂	苦、甘,寒	泻下逐水,消肿散结	腹水,胸腔积液	0.5~1
巴豆	辛,热	泻下积滞,逐水消肿	水肿,腹水,胸腔积液	0.1~0.3
牵牛子	苦,寒	泻下逐水,去积,杀虫	水肿,便秘	3~10

(二)常用泻下类方剂与中成药(表 9-11)

表 9-11　常用泻下类方剂与中成药

方名	功效	临床应用	方名	功效	临床应用
大承气汤	泻下导滞	大便秘结,脘腹胀满	麻仁丸	润肠通便	肠燥便秘,习惯性便秘

四、祛风湿类中药、方剂与中成药

(一)常用祛风祛湿药

凡以祛除风湿、解除痹痛为主要作用的药物,称为祛风湿药(表 9-12)。

表 9-12　常用祛风湿类中药

药名	性味	功效	应用	用量(g)
独活	辛、苦,温	祛风湿,止痹痛,解表	风湿痹痛,风寒表证	3~10
秦艽	苦、辛,微寒	祛风湿,舒筋脉,清虚热	风湿关节痹痛,肢体麻木,虚热	5~10
木瓜	酸,温	舒筋活络,化湿和胃	风湿痹痛,筋脉拘挛,吐泻转筋	6~12
防己	苦、辛,寒	祛风湿,止痛,利水	风湿痹痛,水肿,腹水	3~10
威灵仙	甘、咸,温	祛风湿,通络止痛,治鱼鲠	风湿痹痛,鱼骨鲠喉	6~9
白花蛇	甘、咸,温	祛风通络,止痉,止痒	风湿痹痛,中风,风疹,顽癣	3~10
桑枝	苦,平	祛风通络	风湿痹痛,四肢拘挛	10~30
桑寄生	苦,平	祛风湿,补肝肾,安胎	风湿痹痛,腰膝酸痛,胎动不安	10~15

（二）常用祛风湿类方剂与中成药（表9-13）

表 9-13　常用祛风湿类方剂与中成药

方名	功效	临床应用
独活寄生汤	祛风湿,止痹痛,补肝肾	风湿疼痛,关节炎,腰痛
小活络丸	祛风除湿,活络通痹	肢体疼痛麻木,风湿性关节炎

五、温里类中药、方剂与中成药

（一）常用温里药

凡以温里祛寒为主要作用的药物,称为温里药(表9-14)。

表 9-14　常用温里类中药

药名	性味	功效	应用	用量(g)
附子	辛,热	回阳救逆,补火助阳	亡阳证,阳虚证,寒湿痹痛	3~15
肉桂	辛、甘,热	补火散寒,温通经脉	肾阳不足,脘腹冷痛,泄泻,呕吐	1.5~6
干姜	辛,热	温中,散寒	脘腹冷痛,亡阳证,咳喘痰清	3~10
吴茱萸	辛、苦,热	散寒止痛,降逆止呕	胃脘痛,泄泻,呕吐,痛经	1.5~6
高良姜	辛,热	温胃散寒,消食止痛	胃脘痛,呕吐,食滞	3~6
小茴香	辛,温	散寒止痛,理气和胃	寒疝疼痛,呕吐食少,脘腹胀痛	3~8

（二）常用温里类方剂与中成药（表9-15）

表 9-15　常用温里类方剂与中成药

方名	功效	临床应用
理中丸	温中散寒,健脾补气	脘腹疼痛,胃寒呕吐,腹泻便溏
小建中汤	温中补虚,和里缓急	中焦虚寒,肝脾不和证,胃及十二指肠溃疡

六、理气类中药、方剂

（一）常用理气药

凡以调畅气机、消除气滞为主要作用的药物,称为理气药(表9-16)。

表 9-16　常用理气类中药

药名	性味	功效	应用	用量(g)
橘皮	辛、苦,温	理气和中,燥湿化痰	脘腹胀满,恶心呕吐,痰多咳嗽	3~10
青皮	苦、辛,温	疏肝破气,散结消滞	肝气郁结,胁肋胀痛,食积不化	3~10
佛手	辛、苦,温	疏肝理气,和中化痰	胁肋胀痛,胃痛纳呆,咳嗽痰多	3~10
枳实	苦、辛,微寒	破气消积,化痰散痞	胸脘痞满,食积,痢疾	3~9
木香	辛、苦,温	行气,调中,止痛	脘腹胀痛,痢疾,胁肋胀痛	3~10
香附	辛、微苦,平	疏肝理气,调经止痛	胁肋胀痛,脘腹胀满,月经不调	6~12
乌药	辛,温	行气止痛,温肾散寒	寒疝,肾阳虚衰,经行腹痛	3~10
川楝子	苦,寒	行气止痛,杀虫	胁肋胀痛,腹痛,虫积,皮癣	3~10

（二）常用理气类方剂与中成药（表 9-17）

表 9-17　常用理气类方剂与中成药

方名	功效	临床应用
越鞠丸	行气解郁	郁证,胸胁胀痛,脘腹痞满,饮食减少
木香顺气丸	行气化湿,健脾和胃	胃脘胀痛,恶心,嗳气

七、消导类中药、方剂与中成药

（一）常用消导药

凡以消食、开胃、化积为其主要作用的药物,称为消导药（表 9-18）。

表 9-18　常用消导药

药名	性味	功效	应用	用量(g)
山楂	酸、甘,微温	消食化积,活血散瘀	食积,油腻肉积,产后腹痛	10~12
神曲	甘、辛,温	消食和胃	食积不化,米面食积	6~12
麦芽	甘,平	消食和中,回乳	食积,淀粉性食积,回乳	10~12
莱菔子	辛、甘,平	消食化积,降气化痰	食积,脘腹胀满,咳喘痰盛	6~12
鸡内金	甘,平	健脾消食,固精止遗	食积,遗尿,遗精,结石	6~12

（二）常用消导类方剂与中成药（表 9-19）

表 9-19　常用消导类方剂与中成药

方名	功效	临床应用
保和丸	消食和胃	饮食停滞,胃脘胀满,嗳腐吞酸,不思饮食
健胃消食片	健胃消食	脾胃虚弱,消化不良
山楂片	消食和胃	消食化积,活血散瘀

八、止血类中药、中成药

（一）常用止血药

凡能制止体内外出血的药物,称为止血药（表 9-20）。

表 9-20 常用止血药

药名	性味	功效	应用	用量(g)
大蓟	甘、苦,凉	凉血止血,散瘀消痈	出血,疮痈肿毒	10~15
地榆	苦、酸,微寒	凉血止血,解毒敛疮	各种出血,特别是痔疮出血,烫伤	10~15
槐花	苦,微寒	凉血止血	出血,痔疮出血	10~15
白茅根	甘,寒	凉血止血,清热利尿	出血,小便不利	15~30
侧柏叶	苦、涩,微寒	凉血止血,祛痰止咳	出血,咳喘痰多	10~15
白及	苦、涩,微寒	收敛止血,消肿生肌	各种出血,疮肿初起	3~10
三七	甘、微苦,温	化瘀,止血,消肿止痛	各种出血,跌打损伤,冠心病	3~10
茜草	苦,寒	凉血,活血,止血	各种出血,跌打损伤,经闭	9~15
艾叶	苦、辛,温	温经止血,散寒止痛	虚寒性出血,腹中冷痛,月经不调	3~10
灶心土	辛,微温	温中止血,止呕,止泻	脾气虚寒所致出血、呕吐、腹泻	15~30

（二）常用止血类中成药(表 9-21)

表 9-21 常用止血类中成药

方名	功效	临床应用
云南白药散	止血,化瘀,止痛	各种出血证,胃出血,跌打损伤

九、活血化瘀类中药、方剂与中成药

（一）常用活血化瘀药

凡以通利血脉、促进血行、消散瘀血为其主要作用的药物,称为活血化瘀药(表 9-22)。

表 9-22 常用活血祛瘀药

药名	性味	功效	应用	用量(g)
川芎	辛,温	活血行气,祛风止痛	头痛,跌打损伤,月经不调,痹痛	3~10
丹参	苦,微寒	活血祛瘀,凉血消痈,安神	月经不调,冠心病,痈肿,失眠	5~15
延胡索	辛、苦,温	活血祛瘀,行气止痛	跌打损伤,瘀血疼痛,痛经	3~10
乳香	辛、苦,温	活血止痛,消肿生肌	瘀滞疼痛,疮疡溃破久不收口	3~10
没药	苦,平	活血止痛,消肿生肌	瘀滞疼痛,疮疡久不收口	3~10
桃仁	苦,平	活血祛瘀,润肠通便	瘀血疼痛,产后瘀血,肠燥便秘	6~15
红花	辛,温	活血祛瘀,通经	瘀血痛经,冠心病,跌打损伤	3~10
益母草	辛、苦,微寒	活血祛瘀,利尿消肿	月经不调,产后腹痛,水肿	10~15
牛膝	苦、酸,平	活血祛瘀,补肝肾,引血下行	腰膝酸痛,瘀血所致妇科病、上部出血	6~15
莪术	辛、苦,温	破血祛瘀,行气止痛	癥瘕痞块,食积腹痛	3~10
三棱	苦,平	破血祛瘀,行气止痛	癥瘕痞块,食积腹痛	3~10
穿山甲	咸,微寒	活血通经,下乳,消肿排脓	癥瘕痞块,乳汁不通,痈肿	3~10

（二）常用活血化瘀类方剂与中成药（表9-23）

表9-23　常用活血化瘀类方剂与中成药

方名	功效	临床应用
新生化颗粒	活血化瘀、止痛	产后恶露不行，少腹痛；上节育环后阴道流血，月经过多
愈伤灵胶囊	活血化瘀，消肿止痛	跌打损伤，筋骨瘀血肿痛
三七丹参片	活血化瘀，理气止痛	预防和治疗冠心病，心绞痛
跌打丸	消肿止痛，舒筋活络，活血生肌	挫伤筋骨，新旧瘀患
益母草膏	活血化瘀，调经止痛	活血通经，产后恶露不绝

十、化痰止咳平喘类中药、方剂与中成药

（一）常用化痰止咳平喘药

凡以祛痰或化痰，减轻或制止咳嗽、喘息为主要作用的药物，称为化痰止咳平喘药（表9-24）。

表9-24　常用化痰止咳平喘药

药名	性味	功效	应用	用量(g)
半夏	辛，温	燥湿化痰，降逆止呕	咳嗽痰多，胃寒呕吐，寒痰肿块	3～10
天南星	苦、辛，温	燥湿化痰，祛风止痉	顽痰咳嗽，中风头痛，破伤风	3～9
白芥子	辛，温	祛痰，行气散结，通络止痛	咳喘，痰多清稀，关节疼痛、麻木	3～10
旋覆花	苦、辛、咸，微温	消痰行水，降逆止呕	咳喘，痰多，噫气，呕吐	3～10
瓜蒌	甘，寒	清肺化痰，利气宽胸	肺热咳嗽，胸痹，便秘	10～20
浙贝母	苦、甘，寒	化痰止咳，清热散结	肺热咳嗽，痰黄，瘰疬，痈肿	6～12
竹沥	甘，寒	清热化痰	咳嗽痰稠，呕吐	20～30
胖大海	甘，寒	清宣肺气，清肠通便	咳嗽痰黄，便秘	3～5枚
桔梗	苦、辛，平	宣肺，祛痰，排脓	咳嗽痰多，肺痈，咽痛	3～10
杏仁	苦，微温	止咳平喘，润肠通便	咳嗽气喘，便秘	3～10
百部	甘、苦，微温	润肺止咳，杀虫	干咳，久咳，头、体、阴虱	3～9
桑白皮	甘，寒	泻肺平喘，利尿消肿	咳喘痰多，浮肿，小便不利	10～15
紫菀	苦、甘，微温	化痰止咳	咳嗽痰多	5～10
枇杷叶	苦，平	化痰止咳，和胃降逆	咳嗽痰稠，胃热呕吐	10～15
苏子	辛，温	止咳平喘，润肠通便	咳嗽气喘，便秘	5～10
葶苈子	苦、辛，大寒	泻肺平喘，利水消肿	咳喘痰多，水肿，小便不利	3～10

（二）常用化痰止咳平喘类方剂与中成药（表9-25）

表9-25　常用化痰止咳平喘类方剂与中成药

方名	功效	临床应用
半夏止咳糖浆	止咳祛痰	风寒咳嗽，痰多气逆
鲜竹沥	清热解毒，化痰止咳	痰热咳嗽
蛇胆川贝液	清肺，止咳，化痰	肺热咳嗽，痰多
急支糖浆	清热化痰，宣肺止咳	感冒后咳嗽，支气管炎咳嗽

十一、平肝息风类中药、方剂与中成药

（一）常用平肝息风药

凡以平肝潜阳、息风止痉为主要作用的药物,称为平肝息风药(表9-26)。

表9-26　常用平肝息风药

药名	性味	功效	应用	用量(g)
天麻	甘,平	息风止痉,平肝潜阳	肝阳上亢头痛,眩晕,中风麻木	3～10
钩藤	甘,微寒	息风止痉,清热平肝	肝阳上亢,头目眩晕,头痛	10～30
石决明	咸,寒	平肝潜阳,清肝明目	头晕目眩,目赤肿痛	15～30
牡蛎	咸,微寒	平肝潜阳,软坚散结,收敛	头晕目眩,瘰疬,虚汗,带下,遗精	15～30
代赭石	苦,寒	平肝潜阳,降逆	头痛,眩晕,嗳气,呕吐,气喘	10～30
刺蒺藜	苦,辛,平	平肝疏肝,祛风明目	头痛眩晕;风疹瘙痒,目赤	6～10
全蝎★	辛,平	息风止痉,解毒散结,活血通络	中风抽搐,风湿痹痛,经络不通	3～5
蜈蚣★	辛,温	息风止痉,解毒散结,活血通络	痉挛抽搐,疮疡肿毒,头痛,痹痛	3～6
白僵蚕	咸、辛,平	息风止痉,解毒散结,化痰	抽搐惊痫,咽喉肿痛	3～10
地龙	咸,寒	息风止痉,活血通络,平喘	惊痫抽搐,喘息,热痹,小便不利	5～15

（二）常用平肝息风类方剂与中成药(表9-27)

表9-27　常用平肝息风类方剂与中成药

方名	功效	临床应用
天麻钩藤饮	平肝息风,清热活血,补益肝肾	头痛,眩晕,失眠,高血压
镇肝息风汤	镇肝息风,滋阴潜阳	类中风,头目眩晕,目胀耳鸣

十二、安神类中药、方剂与中成药

（一）常用安神药

凡以安定神志为主要作用的药物,称为安神药(表9-28)。

表9-28　常用安神药

药名	性味	功效	应用	用量(g)
朱砂	甘,寒	镇心安神,清热解毒	心神不宁,失眠,疮疡肿毒	0.5～1
龙骨	甘、涩,平	平肝潜阳,镇静安神,收敛固涩	头晕目眩,心悸失眠,虚汗,遗精	15～30
磁石	辛、咸,寒	潜阳安神,补肾,纳气平喘	心悸失眠,眩晕,耳鸣耳聋,喘咳	10～15
远志	辛,苦	宁心安神,祛痰开窍	惊悸失眠,痈肿,疮疡,乳痈	3～15
酸枣仁	甘,平	养心安神,敛汗	失眠惊悸,自汗,盗汗	10～15
柏子仁	甘,平	养心安神,润肠通便	失眠惊悸,便秘	10～15
合欢皮	甘,平	安神解郁,活血消肿	忧郁,失眠健忘	10～15

（二）常用安神类方剂与中成药（表 9-29）

表 9-29　常用安神类方剂与中成药

方名	功效	临床应用
枣仁安神液	补心,安神	失眠,头晕,健忘
朱砂安神丸	清心养血,镇惊安神	胸中烦热,心悸不宁,失眠多梦

十三、补虚类中药、方剂与中成药

（一）常用补虚药

凡以补益人体气血阴阳不足,增强机体功能,提高抗病能力为主要作用的药物,称为补虚药（表 9-30）,分补气药、补血药、补阴药、补阳药。

表 9-30　常用补虚药

药名	性味	功效	应用	用量(g)
人参	甘,微苦,微温	大补元气,生津,安神	气虚脱证,脾、肺气虚,消渴,失眠	3～10
党参	甘,平	补中益气,生津	脾肺气虚,气短乏力	10～30
黄芪	甘,微温	补气固表,托毒生肌,利水消肿	脾肺气虚,内脏下垂,自汗	10～15
白术	苦,甘,温	健脾燥湿,利水,止汗,安胎	脾气虚,痰饮,水肿,自汗,胎动不安	5～15
山药	甘,平	益气养阴,健脾补气	食少便溏,肺虚咳嗽,肾虚,消渴	10～30
甘草	甘,平	补气,缓急止痛,解毒	各种气虚,咳嗽气喘,中毒,挛急疼痛	1～6
大枣	甘,温	补中益气,养血安神	脾胃虚弱,气虚,脏躁	10～30
当归	甘,辛,温	补血活血,润肠通便	血虚证,月经不调,瘀血疼痛,便秘	6～15
何首乌	苦,甘,涩,微温	补益精血,润肠通便	腰膝酸软,须发早白,阴虚盗汗,便秘	10～30
熟地	甘,微温	养血滋阴,补精益髓	血虚萎黄,眩晕,心悸失眠,月经不调	10～30
白芍	苦,酸,微寒	养血敛阴,止痛,平抑肝阳	月经不调,自汗盗汗,胁肋疼痛,腹痛	6～15
阿胶	甘,平	补血止血,滋阴润肺	血虚证,出血,失眠	6～15
沙参	甘,微寒	清肺养阴,益胃生津	燥咳,咯血,口渴	9～15
麦门冬	甘,微苦,微寒	润肺清心,养阴益胃	燥咳,咯血,口渴,心烦失眠	9～15
百合	甘,微寒	润肺止咳,清心安神	燥咳,咯血,失眠,心悸	9～30
枸杞子	甘,平	补肝肾,明目,润肺	腰膝酸软,视力减退,消渴,干咳	6～15
桑葚	甘,寒	滋阴补血,生津,润肠	须发早白,失眠,消渴,便秘	10～15
杜仲	甘,温	补肝肾,强筋骨,安胎	肾虚腰痛,膝软无力,胎动不安	10～18
骨碎补	苦,温	补肾,活血,止血,疗伤	腰痛脚软,跌扑闪挫,接骨	9～18
补骨脂	苦,辛,大温	补肾壮阳,固精缩尿,止泻	腰膝冷痛,阳痿,滑精,遗尿,泄泻	9～12
冬虫夏草	甘,温	温补肾阳	腰膝酸痛,阳痿遗精,久咳虚喘	6～10
紫河车	甘,咸,温	养血,益气	肾气不足,不孕,阳痿,产后乳少	2～5
海狗肾	咸,温	补肾壮阳	腰膝酸软,阳痿,尿频	3～15

（二）常用补益类方剂与中成药（表9-31）

表9-31　常用补益类方剂与中成药

方名	功效	应用
玉屏风颗粒	益气固表,止汗	虚人感冒,气虚自汗
四物汤	补血调经	血虚证,失眠,多梦,月经不调,闭经
复方阿胶浆	补气养血	气血两虚,头晕目眩,心悸失眠,贫血
六味地黄丸	滋阴补肾	肾阴虚证,腰膝酸软,更年期综合征
桂附地黄丸	温补肾阳	肾阳不足,腰膝酸冷,小便不利或反多
降脂减肥片	滋补肝肾,养益精血,扶正固本,通络定痛	各型高脂血症、心脑血管硬化,单纯性肥胖,习惯性便秘

小结

　　中药的四气、五味是中药性能的基础,用以说明药物的性质和功用;升降浮沉用以说明药物作用的趋向;归经理论把药物的治疗作用与病变所在的脏腑经络部位有机地联系起来;毒性则主要指药物的毒副作用,治病时应注意合理用药,避免和减少其对机体的不良影响。中药的用法,主要包括配伍、禁忌、剂量等内容。药物的"七情"配伍规律及中药的用药禁忌对指导临床用药意义重大;确定中药的剂量应考虑药物性质与剂量的关系,剂型、配伍与剂量的关系,年龄、体质、病情与剂量的关系,季节变化与剂量的关系。

　　方剂的组成遵循"君、臣、佐、使"的组方原则。方剂的变化包括药味加减、药量加减和剂型变化。常用方剂剂型有膏、丹、丸、散、汤剂、口服液、注射液、冲剂、片剂等,临床上可以根据病情需要和用药原则选用不同的剂型。

　　中药、方剂和中成药在临床应用非常广泛。根据中药、方剂和中成药的功效,介绍了13类常用中药、常用方剂与中成药的功效与临床应用。

自测题

一、名词解释

1. 解表药　2. 方剂

二、填空题

1. 常用清热药有_____、_____、_____、_____、_____5类。

2. 补虚类方剂与中成药包括_____、_____、_____和_____4类。

3. 方剂的组成遵循_____、_____、_____、_____原则。

4. 方剂的组成变化包括_____、_____和_____3方面。

三、选择题

A_1型题

1. 能够减轻或消除热证的药物,其药性一般属于（　　）
A. 寒、热　　　　　B. 温、凉
C. 寒、凉　　　　　D. 温、热
E. 平

2. 辛味药物的作用是（　　）
A. 发散、行气、活血
B. 补益、缓急
C. 燥湿、通泄
D. 收敛、固涩
E. 软坚、散结

3. 下列哪项是甘味药的作用（　　）
A. 温中止痛　　　　B. 活血止痛
C. 缓急止痛　　　　D. 祛风止痛
E. 行气止痛

4. 某种药物有安神功效,能治神昏,心悸等病证,一般就说该药( )
   A. 归肝经　　　　　　B. 归心经
   C. 归脾经　　　　　　D. 归肺经
   E. 归肾经

5. 患者属胃火亢盛证,应选下列哪类药物( )
   A. 归胃经温热性药物
   B. 归肝经寒凉性药物
   C. 归脾经寒凉性药物
   D. 归胃经寒凉性药物
   E. 归胃经辛甘味药物

6. 中药配伍"七情"中,在应用毒性药或剧烈药时必须考虑选用的是( )
   A. 相须、相使　　　　B. 相恶、相反
   C. 相畏、相杀　　　　D. 相须、相畏
   E. 相恶、相杀

7. 配伍关系属相恶的药物是( )
   A. 人参与藜芦　　　　B. 人参与五灵脂
   C. 人参与大戟　　　　D. 人参与莱菔子
   E. 芍药与藜芦

8. 下列配伍中属"十九畏"的药物是( )
   A. 大戟与甘草　　　　B. 贝母与乌头
   C. 乌头与瓜蒌　　　　D. 芍药与藜芦
   E. 人参与五灵脂

9. 中药用量,5岁以上的儿童,一般用成人量的( )
   A. 1/3　　　　　　　B. 1/2
   C. 2/3　　　　　　　D. 3/4
   E. 3/5

10. 一般中药常用内服剂量为( )
    A. 5～10g　　　　　B. 10～15g
    C. 15～20g　　　　　D. 20～25g
    E. 15～30g

11. 下列哪种药物可以治疗风热感冒、咽喉肿痛( )
    A. 九味羌活丸　　　　B. 云南白药酊
    C. 板蓝根冲剂　　　　D. 六味地黄丸
    E. 蛇胆川贝液

12. 最早提出方剂组方原则的医籍是( )
    A.《伤寒杂病论》　　　B.《黄帝内经》
    C.《五十二病方》　　　D.《难经》
    E.《本草纲目》

四、简答题

1. 常用中药方剂剂型有哪几种?

2. 根据功效分类,常用中药、方剂与中成药分为哪几类?

(陈应娟　刘　刚)

第10章

中医一般护理

中医护理是中医学的重要组成部分,历代医家均主张"三分治疗,七分护理",早在《黄帝内经》中就较为系统地阐述了中医护理的各个方面,包括生活起居护理、情志护理、饮食护理及用药护理等方面的内容,明确了中医护理的重要性,也指出了护理工作的重点。上述几方面的护理措施恰当与否,直接影响疾病的痊愈。

第1节 生活起居护理

我国历代医家十分重视生活起居护理,早在《内经》中就强调要保持健康,就要懂得自然发展规律,适应四时气候,做到饮食有节、起居有常,否则就会影响人体的生理功能,导致气机逆乱或真精耗竭而疾病由生。

所谓生活起居护理是指在患者患病住院期间,护理人员针对患者的病情,按照医院的分级护理制度和护理计划,分别给予环境的特殊安排和生活的护理照料。其目的是促进机体内外阴阳的平衡,恢复和保养患者机体的正气,提高自身驱邪与修复能力,为祛病康复创造良好的条件。故生活起居护理的好坏与治疗效果和患者的康复有十分密切的关系。

一、生活起居护理的原则

（一）顺应自然

人生活在自然界,自然界的各种变化都会直接或间接影响人体,使人产生相应生理、病理变化。中医学认为人与自然界实际上是一个整体,在这种"天人相应"的整体自然观指导下,护理人员在制定护理措施时,顺应自然规律就成为不可违背的基本法则之一。

（二）平衡阴阳

生命活动从根本上说,是阴阳两个方面保持对立统一、相对平衡关系的结果。疾病发生的本质是机体阴阳相对平衡遭到了破坏,造成体内阴阳偏盛偏衰的结果。为此,在护理疾病时,首要是调理阴阳,补偏救弊,恢复机体阴阳的相对平衡。应根据人体阴阳偏盛偏衰的具体情况制订护理措施,从日常起居、生活习惯、饮食调节、生活和治疗环境等各方面贯彻平衡阴阳的思想,以使人体达到"阴平阳秘,精神乃治"的境地。

（三）起居有常

起居有常是指作息和日常生活的各个方面要合乎自然界以及人体生理的正常规律,以保持机体阴阳两方面动态平衡的状态。因此,护理人员应帮助患者建立一套科学、合理的作息制度,鼓励、指导患者做到有规律的起居作息以及保持良好的生活习惯,以提高机体对疾病的抵抗能力,从而避免发生疾病,达到延缓衰老、健康长寿的目的。否则,会导致早衰与损寿。

（四）劳逸适度

劳逸适度是指在患病过程中,应合理安排各种活动,要求患者既要注意加强休息,又要进行适当的活动,促进气血畅通、关节滑利、筋骨健壮、神志清爽,从而增强正气、抵抗邪气。任何活动均应坚持适中有度的原则,不宜太过或不及。过度安逸会影响气血的运行,使气血郁结、脏腑组织失养,产生相关病症,如《素问·宣明五气篇》载:"久卧伤气"、"久坐伤肉"。过度劳倦包括形体过度劳倦和心神劳倦太过,二者均可造成内伤虚损,因此,临床护理人员应当根据患者的具体情况合理安排活动和休息,正确处理劳逸之间的关系。

（五）慎避外邪

外邪是指风、寒、暑、湿、燥、火和疫疠之气等从外部侵入人体的致病因素。当气候异常或人体正气不足时,若不加以规避和防范,外邪就会侵袭人体,使体内阴阳失调、气血失常,导致种种外感疾病的发生。由于外邪与四时的关系非常密切,所以顺四时而适寒暑乃是慎避外邪的主要内容,也是中医护理的一个基本原则。

（六）形神共养

形,指形体;神,指心理活动。形神共养以形神合一的养生观为其理论基础。即在临床实践中,不仅应注意患者形体的保养而且还应重视精神心理方面的摄护。

二、生活起居护理的方法

（一）环境适宜

1. 室外环境　医院应营造良好的自然环境,使病室周围环境气候适宜,阳光充足,空气清新,水源洁净,景色秀美。如种植花草树木,绿色的环境能给人以清洁、舒畅、富有生机的感觉,对人的心理具有调节镇静作用,有益于人体的新陈代谢活动。

2. 室内环境　病室是患者治疗和修养的场所。病室环境好坏对患者的精神状态、身心健康及治疗效果都有较大的影响。因此病室环境要求必须做到以下几点:

（1）合理安置病床:安置病床应根据患者的病症性质而定,如寒证、阳虚证者,多有畏寒恶风,宜安置于温暖向阳的病室,使患者感到舒适,但要避免日光直射面部;热证、阴虚证者,多有恶热喜凉之求,可集中于背阴凉爽的病室,使患者感到凉爽、舒适、心静,利于养病。对于危重患者应安置在靠近护士站的抢救室,方便观察和护理。

（2）病室宜保持安静:安静的环境有助于患者休养,使患者睡眠充足、心情愉悦、食欲增强、身体舒适,从而有利于康复。噪声的刺激容易使患者出现烦躁不安,尤其是心气虚患者常可因突然的声响而心悸不已。护理人员应设法消除一切嘈杂之声,如护理患者时做到"四轻",即说话轻、关门轻、走路轻、操作轻,家属探视时要求他们严格遵守探视制度、保持安静。

（3）病室保持适宜的温湿度:病室的温度一般以 18～20℃为宜,在适宜的室温中,患者可以感到轻松、舒适、安宁,并降低身体消耗。具体措施:已感受风寒或年老、体弱、阳虚、寒证的患者,多畏寒肢冷,室温宜高些;感受暑热者、青壮年及阴虚或实热证患者,多燥热喜凉,室温宜低些。病室内的相对湿度以 50%～60%为宜,室内湿度适中,可使患者感到舒适。具体措施:对于燥证和阴虚患者,湿度宜偏高;对于湿证和阳虚证患者,湿度宜偏低;虚证多寒而湿,宜偏燥;阴虚证多热而燥,宜偏湿。

（4）病室宜通风:病室要经常通风换气,保持室内空气新鲜。通风要根据四时气候和病证不同而异,天气适宜时,早晚通风 30 分钟;天气恶劣时,通风 10 分钟左右,防寒气侵袭。表虚证、里寒证、里虚证患者虽适宜于空气清新的病室,但切忌对流风,冷风不宜直接吹在患者身上,以少通风为宜。对于透疹性疾病,如麻疹、水痘等,应禁止通风。

(5)病室宜保持适度的光线:一般病室内要求阳光充足,使患者感到舒适愉快。不宜让日光直射患者面部,中午要保证患者的休息,拉上窗帘;晚上,室内光线要暗淡,保证患者睡眠。医护人员夜间查房时,手电筒不可直接照射在患者脸上。不同病证对光线要求也不同,如急性热病患者,光线可稍暗;眼病患者可用深色窗帘,避免对眼睛的刺激;寒证、风寒湿痹证患者,光线就要充足;热证、阳亢、肝风内动患者,光线宜暗;痉证、癫狂证者,强光可诱发痉作,应用黑窗帘遮挡。尤其对长期卧床的患者,床位尽量安排靠近窗户,以得到更多的阳光,有利于患者早日恢复健康。

(6)病室宜保持整洁:保持病室的清洁卫生对于患者身心健康是至关重要的。具体措施:病床间距≥1m;病室的陈设应简单、实用、安全、易清洁,物品放置位置应相对固定;病室每日常规清扫、擦洗,定期消毒,保持地面、床、椅、柜等用品的清洁,地面不湿滑,安全标志醒目;便器应放在指定位置,厕所、便池、水池要每日刷洗、定期消毒,以免污浊气味溢进病室;及时清除病室内各种排泄物。

(二)注重患者个人卫生

(1)按护理级别对患者进行护理,对于卧床不起或危重的患者,坚持每天做好晨晚间护理,定期给以床上擦浴、洗头和剪指甲等清洁护理。擦浴的水温,一般以42~44℃为宜,有助于清洁皮肤,促进血液循环、新陈代谢。心脏病患者不宜擦浴。

(2)对大小便失禁患者,要及时为患者更换床单、衣裤,做好肛周皮肤护理,以免损伤皮肤而发生压疮。

(3)要做好患者及家属卫生宣教,不随地吐痰、不吸烟、不乱扔果皮等。

(4)协助患者做好"四勤",即勤沐浴、勤剪指甲、勤漱口和勤更衣。

(三)遵循科学生活规律

保持科学合理的生活规律对人的健康十分重要,患病之人更需要静心修养,以达到培养正气、早日康复的目的。

1. 规律生活　护理人员应和患者共同制订适合的治疗护理流程,使起床、入睡、开饭、查房、服药、治疗、检查、沐浴及自由活动均形成规律,对患者的病情康复极为重要。

2. 定时作息　要因时、因地、因人、因病安排不同的作息时间。作息时间多因季节而异:如春季是万物生发的季节,阳气生发,应晚睡早起;夏季是万物繁茂的季节,阳气旺盛,天气炎热,昼长夜短,应晚睡早起,中午暑热最盛之时应适时休息;秋季是万物成熟的季节,阳气始敛,阴气渐长,应早睡早起;冬季是万物收藏的季节,阴寒盛极,阳气闭藏,应早睡晚起。

3. 充足睡眠　睡眠是人的一种生理需要,保证患者拥有高质量睡眠,可以消除疲劳、恢复精力,有利于恢复患者健康。具体措施包括:①保证足够的睡眠,一般保证每日睡眠时间8~10小时。②注意卧床软硬适宜。③枕头一般离床面5~9cm为宜。④正确的睡眠姿势。⑤养成良好的生活习惯,如晚饭不宜吃得过饱,也不宜吃刺激性和兴奋性食物;睡前宜梳头,宜用热水浴足等。

(四)劳逸结合

适度的劳动、运动,能促进气血流通,活跃脏腑功能;适度的休息、睡眠,又可以保养精、气、神,恢复体力和脑力。二者配合,则生命活动有张有弛,生生不息。具体措施:①轻症、恢复期患者可以进行适当运动,运动的形式以散步和打太极拳为宜。但不可过劳,避免运动过量和大汗淋漓,如跑步、打球等剧烈运动。②病情较重的患者要多注意休息,危重患者要绝对卧床休息,卧床期间根据患者病情程度进行适当功能锻炼,如吹气球、有效咳嗽、踝泵运动等活动形式,预防并发症。③慎房事,是保肾固精、避免生理功能失调的重要措施。一方面要顺应天性,不宜禁欲;另一方面也要节制房事,保精养生。

（五）顺应四时

顺应四时是指顺应自然规律,包括顺应四时气候和昼夜晨昏变化等。在具体护理实践中要遵循"春夏养阳、秋冬养阴"的基本原则,顺应四时变化,做好护理工作,具体措施有:

1. 气候　外感六淫是致病的重要因素,而患病之人由于正气虚弱,更易受到外邪的侵袭。除室内应有适宜的温度外,还要注意随时增减衣服。衣着应宽松舒适,透气吸汗,外出活动更要避免感受外邪。

2. 季节　季节的交替变化也使人体的生理活动随之变化。《黄帝内经》强调"故智者之养生也,必须四时而避寒暑"。要做到春防风,夏防暑,长夏防湿,秋防燥,冬防寒。春养阳,早起锻炼,抒发气机,吸取新鲜空气,还要注意"春捂";夏养阳护阴并重,健身宜于清晨或傍晚;长夏时尤应注意湿邪侵袭;秋天应以"收养之道"为主,注意收敛精气,因燥气较甚、昼夜温差悬殊,还应注意冷暖,保养阴津;冬季养精固阳,防寒保暖,饮食宜热,情志勿过,早起锻炼以待日光为宜。

3. 昼夜　对于昼夜晨昏的阴阳变化,人体也必须与之适应。患者患病时,阴阳失去平衡,适应能力较弱,对昼夜变化特别敏感。如温度昼暖夜寒,冬季夜间注意保暖;夏季虽然暑热,但夜间仍然比白天气温低,应注意不可补袒胸露腹而受凉。有些疾病易于夜间发作,许多疾病常出现"旦慧、夕安,昼加、夜甚"现象,昼轻夜重,应加强夜间巡视。

（六）动静适宜

患病后,患者需要适当地静心休养,以休体养息,培育正气,利于脏腑功能的恢复,达到早日康复的目的。但随着病情的好转,应适当增加活动量。通过适当活动,可使经络通畅,关节滑利,气血营卫调和,增强体质和抗邪能力。尤其是恢复期或慢性病患者,在病情允许情况下更应注意动静结合,但应以不感疲劳为原则。对虚证、体弱者,虽以静养为主,但也应在床上或室内行内养功、放松功等活动,如太极拳、八段锦、五禽戏等。活动的原则:

1. 因人而异,活动适度　根据患者的病情和体质状况,选择患者能够耐受的锻炼方法,量力而行。

2. 循序渐进,持之以恒　我国传统的健身术有很多,它们是前人在运动实践中不断总结、创新而来的行之有效的锻炼方法,且这些方法有阶段性,需要循序渐进的练习,不可错乱颠倒。另外,因为人体气血的改善、筋骨肌肉功能的提高、脏腑功能的增强,都是渐进的、长期的,只有长期系统的锻炼,才能达到预期的效果。

（七）形神共养

形体属阴,易静难动,中医学主张动以养形,以形劳而不倦为度,用劳动、舞蹈、导引、按摩等,以运动形体,调和气血,疏通经络,通利九窍,防病健身。

神气属阳,易动难静,通过绘画、书法、音乐、下棋、旅游等有意义的活动来陶冶情感,修性怡神;同时要求患者保持精神愉快,心情舒畅,喜怒不妄发,尽量减少不良的精神刺激和过度的情绪波动。也可通过练气功而意守心静,以神御气。

第2节　饮食护理

饮食是人体生长发育必不可少的物质,是五脏六腑、四肢百骸得以濡养的源泉,也是人体气血津液的来源。《黄帝内经·素问》中强调:"五谷为养,五果为助,五畜为益,五菜为充,气味合而服之,以补精益气。"同时,又指出"饮食有节,尽其天年,度百岁乃去","饮食自倍,肠胃乃伤","膏粱之变,足生大丁"等。均说明注意饮食营养对保持健康十分有益,强调不注意饮食卫生和饮食不节是多种疾病发生的直接原因。

中医学非常强调饮食护理,素有"食治胜于药治,药补不如食补"之说,说明治病不仅要依靠药力,饮食调护也非常重要。食物同药物一样,也具有寒热温凉四性和辛甘酸苦咸五味以及升、降、浮、沉等作用趋向,只是其性能一般不如药物强烈。部分食物兼有食物和药物的双重作用,临床常分为温性、热性、凉性、寒性、平性类食物。在选择食物时要遵循"寒者热之,热者寒之,虚则补之,实则泻之"的原则。若饮食调护得当,则可提高疗效、缩短病程;反之则加重病情。

饮食调护就是在治疗疾病的过程中,根据中医学辨证施治的原则,进行营养膳食方面的护理,即调整饮食规律、注意饮食宜忌、合理摄取食物等。由于饮食对人体生命活动和提高治疗效果、促进患者康复有十分重要的作用,因此护理上应遵循中医理论体系,做好饮食调护。

一、饮食护理的原则

1. 饮食有节　一是指进食的量,二是指进食的时间。即定时定量。按照固定的时间,有规律地进食,三餐应定时、定量,遵循"早吃好,午吃饱,晚吃少"的原则,切忌饥饱不调,暴饮暴食,以免伤及脾胃。

2. 荤素搭配　荤素搭配是饮食的重要原则,也是长寿健康的秘诀之一。饮食应以谷物、蔬菜、瓜果等素食为主,辅以适当的肉、蛋、鱼类,不可过食油腻厚味,才能使机体吸收的营养达到平衡,维持机体的生理功能。所以,应注意饮食口味不要过重,尤其应避免过度嗜咸和嗜甜。

3. 谨和五味　根据五味的不同特点及五味对身心功能的不同效应,合理调配,讲究饮食五味的多样化,食谱的广杂与合理,不可偏食。如偏嗜辛、甘、酸、苦、咸任何一味,即可五味失调,脏腑功能失调,正气受损,邪气易乘虚而入,从而损害健康,发生疾病。

4. 饮食有方　饮食要有正确的方法:饮食环境要安静、整洁、温湿度适宜;饮食时宜保持情绪轻松,精神愉快;食物应软硬恰当,冷热适宜;不要一边进食一边干其他事情;食后不可即卧,可轻微活动,以助脾胃;晚上临睡前不要进食;食物要新鲜、干净,以免导致胃肠疾病或加重病情。

5. 辨证施膳　辨证施膳是中医的辨证施治在药膳中的具体应用。"证"是施膳的前提,"施膳"以"证"为依据,证同治同,证异治异。辨证施膳包括因证施膳、因时施膳、因地施膳和因人施膳四个方面。

二、常用饮食护理的方法

中医学认为药食同源,临床上常用饮食调护的方法主要有以下几种:

1. 汗法　亦称解表法,是通过发汗以开泄腠理,调畅营卫,来逐邪外出,解除表证的一种治法。主要适用于一切外感初起,病邪在表,症见恶寒发热,头身疼痛,苔薄,脉浮等。汗法包括辛温解表法和辛凉解表法。前者常用食物有葱、姜、醋、大蒜,后者常用食物有桑叶、菊花、芦根、竹叶、薄荷等。

2. 下法　亦称泻下法,是用具有通便作用的食物通泻大便或祛除肠内积滞的方法。主要适用于病后、产后和年老体虚,气血不足,肠燥便秘者。常用食物有植物果仁、芝麻、蜂蜜、桑葚、香蕉、菜泥等。

3. 温法　亦称温里法,是运用温热食物,来祛除寒邪和补益阳气的一种方法。主要适用于里寒证或素体阳虚之人,症见肢体倦怠,四肢不温,腹痛吐泻等。常用食物有辣椒、酒、花椒、姜、羊肉等。

4. 清法　亦称清热法,是运用性质寒凉的食物,通过泻火、解毒、凉血等作用,以清除热邪的一种方法。主要适用于实热证或素体阳盛之人,症见发热,烦渴,舌生疮,小便短赤等。常用食物有西瓜、乌梅、藕、黄瓜、苦瓜、菠萝、绿豆等。

5. 消食法　亦称消导法,是运用具有消食健胃作用的食物开胃消食的一种方法。主要适用于脾胃升降失调,饮食不化之证,症见嗳腐吞酸,脘痞腹胀,厌食呕恶等。常用食物有韭菜、山楂、萝卜、麦芽、鸡内金、醋等。

6. 补法　亦称补益法。是运用具有补益作用的食物,以益气强筋,补精益血,消除虚弱证候的一种方法。主要适用于气虚、血虚、阴虚和阳虚等证。根据病情的不同,补益类食物分为温补、清补、平补三类。温补适用于阳虚、气虚,常用食物有羊肉、狗肉、核桃、桂圆等。清补适用于阴虚,常用食物有鸭、鹅、甲鱼、莲子、冰糖等。平补适用于各类虚证以及正常人进补,常用食物有鸡蛋、猪肉、猪肝、银耳等。

三、饮食宜忌

中医在饮食调护中十分重视饮食宜忌,认为饮食宜忌是养生防病的重要环节。特别是在疾病治疗过程中的食物选择,更是既要知其宜,也要知其忌。应根据患者的病情、体质、季节、气候、饮食习惯等诸方面的因素,合理选择饮食,只有把握住饮食宜和忌这两个方面,才能使饮食与治疗相配合,达到良好的治疗和康复目的。

(一)饮食宜忌基本原则

1. 因证施食　根据病情、证候、体质、健康等情况,加以辨证分析,有区别地选择食物。总的原则是:寒证宜温,热证宜凉,虚证宜补。

2. 因地施食　由于不同地区的地势环境、气候条件及生活习惯不同,人的生理活动和病变特点也不尽相同,故施膳时应区别对待。如西北严寒地区,气候寒冷干燥,易受寒伤燥,宜食温阳散寒或生津润燥之食物;而在东南温热地区,气候温暖潮湿,易感湿邪,宜食清淡、除湿之食物等。

3. 因人施食　由于人的体质有寒、热之分,其气血盛衰有强弱之殊,老人、青年、小儿、孕妇、经期、哺乳期、产妇等,施膳也应根据不同特点加以区别。如小儿日脏腑娇嫩,气血未充,宜健脾消食,可选用怀山药粥、红枣粥、山楂等温热、软烂的补益食物。老年人气少血衰,宜选择易消化而有补益之食物,如蒸子鸡等。妇女有经期、怀孕、产后、哺乳等生理时期,应根据各期选择补气、补血、补肾、通乳之品,如鸡、糯米粥、鳝鱼、猪蹄等。阴虚阳热之体,饮食宜凉,选择养阴为主的食物,如银耳等。阳虚阴盛之体则饮食宜温,选择补阳食物,如羊肉、狗肉等。气虚之体,宜补气,如人参粥等。血虚之体宜补血,如猪肝等。

4. 因时施食　四时季节的变化,对人体的生理功能可产生不同的影响。因此,饮食宜忌也有所不同。春季气候由寒转暖,阳气生发,食宜清温平淡;夏季阳气亢盛,天气炎热,食宜甘寒,但应忌生冷不洁食物;秋季阳收阴长,燥气袭人,食宜滋润收敛,忌辛辣温热;冬季阳气潜藏,阴气盛极,最宜温补,忌生冷寒凉。

5. **辨药施食** 患者所服药物均具有各自的性味,功效。为更好地发挥药效,患者饮食的性味一般应与所服药物的性味一致,忌与所服药物的性味相反,以免降低药效。如食物与所服药物的性味相同,甚至还可增强药物的效能,加速病情的康复。

6. **特殊宜忌** 某些疾病和药物要求有特殊的饮食禁忌:一是药后忌口,如服药期间忌酸、冷、黏腻、气味腥臭等食物。二是疾病忌口,如消渴患者忌糖;水肿患者忌盐;肝病晚期忌各种肉类;患有疔、疮、痈疡、过敏性疾病、皮肤病者忌食鲤鱼、鲫鱼、虾、蟹、海鲜等发物。此外,还应注意食物与药物,食物与食物之间的关系。如服用中药一般忌饮茶,服参类补品忌食萝卜,及服蜂蜜忌葱,白术忌桃、李,鳖甲忌苋菜,荆芥忌鲫鱼,天门冬忌鲤鱼,鳝鱼忌犬肉,雀肉忌白木耳等。

(二)饮食宜忌的主要方法

1. **热证** 指机体感受热邪,或阳盛阴衰所引起的一类病症。此类患者阳热偏盛,伤阴耗液,故宜清热、生津、养阴,食寒凉性和平性食物,忌辛辣、温热之品。

2. **寒证** 指机体感受寒邪,或阳虚阴盛所引起的一类病症。此类患者阴寒偏盛,阳气亏虚,故宜温里、散寒、助阳,宜食温热性食物,忌寒凉、生冷之品。

3. **虚证** 指机体阴阳血气亏虚,宜补虚损,食补益类食物。阳虚者宜温补,忌寒凉;阴虚者宜清补,忌温热;气血虚者可随病症的不同辨证施膳。然虚证患者多脾胃虚弱,进补时不宜用滋腻、硬固之品,饮食宜清淡而富于营养。

4. **实证** 指邪气过剩,饮食宜疏利、消导。应根据病情之表里寒热和轻重缓急辨证施膳,根据"急者治其标,缓者治其本和标本兼治"的原则进行调护,一般不宜施补。

5. **外感病** 宜饮食清淡,可食葱、姜等辛温发散之品,忌油腻厚味。

6. **其他** 各类血证、阴虚阳亢证、目疾、皮肤病、痔瘘、疮疖、痈疽等病证忌辛热类食物,如葱、蒜、生姜、胡椒、花椒、辣椒、白酒等;肝阳、肝风患者忌食鹅、公鸡、鲤鱼、猪头等;患有疔、疮、痈疡及各种皮肤病及可能复发的痼疾者,忌食腥膻等发物,如带鱼、黄鱼、虾、蟹、蚌、淡菜、紫菜、母猪肉、猪头,以及病死兽肉等,以免诱发旧病,加重新病。

7. 某些药物有特别的饮食禁忌要求,如萝卜可降低滋补药补性,故服人参等滋补药时忌食;服荆芥时忌吃鱼蟹等。

第3节 情志护理

所谓情志护理是指通过医务人员的语言、表情、姿势、态度、行为和气质等,改善和消除护理对象因喜、怒、忧、思、悲、恐、惊等情绪产生的不良心理状态和行为,调畅护理对象的情志,帮助患者树立战胜疾病的信心,积极配合治疗和护理,促进护理对象康复和保持心理健康的一种方法。

一、情志护理的原则

(一)诚挚体贴,耐心细致

患者的情志状态和行为不同于正常人,常会产生寂寞、苦闷、焦虑、忧愁、悲哀、痛苦等不良情绪,甚至环境、生活的各个方面都会对情志有影响。护理人员应满腔热情地对待患者,要关心、同情和体谅患者,当患者忧愁或痛苦时,护理人员应主动为之分忧,患者悲观时,要热情地予以鼓励。情志护理不仅要注意到工作人员的言词、态度,同时还要注意室内环境舒适、温湿度适宜,使患者情绪安定,保持良好的情志状态,从而保持脏腑、气血功能旺盛,促使疾病痊愈。

（二）因人而异，辨证施护

辨证施护是中医护理的基本原则,即应有针对性地对患者做好耐心细致的心理疏导工作。由于遗传、环境或所受教育不同,由于家庭、职业、性别、年龄、经济条件、知识经验和阅历的不同,由于情感、意志、需要、兴趣、能力、性格和气质的不同,及疾病的性质和患病时间长短不同,患者的情志状态也是不相同的。例如:有的热情开朗,虽患病而精神饱满,与医护人员配合良好;有的不能克制自己的情感,要采取不同的方法,既要耐心又要细致,一方面要坚持正面引导,以情动人,另一方面又要分析病情,因人而异,有的放矢地采取不同的心理疏导方法,才会收到事半功倍的治疗效果,有利于患者身体康复。

（三）静养心神，戒焦戒躁

病室与环境,必须保持安静。安静的环境不仅能使患者心情愉快和身体舒适,还能使患者睡眠充足和饮食增加,有利于机体康复。某些体质虚或患真心痛、癫狂等病的患者听到一点响声就会心惊肉跳、坐立不安,甚至四肢发抖、全身冷汗。有的患者在熟睡中,半夜风起,门窗声响,也会使其突然从梦中惊醒或惊叫。护理时要尽量做到四轻:走路轻、关门轻、说话轻、操作轻,以保持病室内的安静,避免患者受到不必要的恶性刺激。喜、怒、忧、思、悲、恐、惊七情过激均可引起人体气机紊乱,导致各种疾病。故应通过各种心理调摄,消除不良刺激,保持良好心境,针对病因开导患者,启发和调动患者与疾病作斗争的积极性,充分体现护理对象的主体作用。

（四）开导鼓励，调畅情志

保持乐观的心情能使人体气血调和,不管患者的病情怎样,都要细心开导患者、鼓励患者保持积极乐观的情绪,调动患者的积极性,增强患者战胜病魔的决心和意志,以促进病情的好转。若不能保持良好的心态,则原本可以治好的疾病也可能会迅速恶化而产生不良后果。因此,积极乐观对患者的健康有着十分重要的意义。

二、情志护理的方法

（一）说理开导，调和情志

李中梓《医宗必读》中曾指出:"境缘不偶,营求未遂,深情牵挂,良药难医"。这类患者,只有将内心的苦痛倾吐出来,郁闷之气机才能得以舒畅,护理人员要善于因势利导,用恰当的语言加以抚慰、开导,使其从精神创伤中解脱出来。叶天士也认为:"内伤情怀起病,务以宽怀解释。"用个别交际的方法,往往可以收到宽心畅怀之效。通过正面说理开导,使患者认识到喜怒有度是养生长寿的根本,从而开导和引导患者自觉地戒除恼怒,调和情志。说理开导要因人而异,做到有的放矢,生动活泼,耐心细致。用实事求是的方法为患者分析病情,启发患者自我开导来解除或缓解其心理压力,调整情绪,从而达到治愈情志疾病的目的。进行说理开导,护理人员必须要取得患者的信赖,态度要真诚热情,对患者要有同情心和责任感,对患者的隐私要注意保密,尊重患者的人格,才能通过说理开导,动之以情,晓之以理,喻之以例,明之以法,从而达到改变患者精神及身体状况的目的。

（二）静心养神，移情易性

为护理对象创造能够清净养神的优雅环境,避免外界事物对患者的不良刺激,尤其是过强的噪音,并制订合理的探视制度等。疏导患者保持清静的心态,使患者少思少虑,排除杂念，做到精神内守、心平气和。使之宁静、乐观、豁达，一切顺其自然，避免情绪波动。

患者患病后，往往将注意力集中在疾病上，整天围绕疾病胡思乱想，陷入苦闷烦恼和忧愁之中，这不仅严重影响治疗效果，而且还能加重病情。移情就是将注意力转移。《内经》中曾指出"移精变气"的方法，即转移患者的精神，以调整逆乱之气机，从而达到治病目的。临床可以适当组织轻症患者从事一些力所能及的活动如气功、音乐歌舞、琴棋书画、交友览胜、种花垂钓等，培养情趣，陶冶情操，让患者把精神及注意力从疾病转移到其他方面去。气功不仅可锻炼身体，也是静心养神的一种良好方法，可以加速疾病的康复；其次，音乐歌舞、琴棋书画等也可陶冶患者情操，带患者进入一种优雅的情境，使气血平和，从而克服紧张、烦闷之感，促进患者早日康复。

（三）情志相胜，以情制情

以情胜情，是中医学中独特的情志护理方法。护理人员以五行相克关系为理论依据，有意识地采用一种情志去战胜另一种情志刺激而引起的相关疾病。相制，是以一种情志抑制另一种情志，达到淡化，甚至消除不良情志，以保持良好精神状态的一种情志护理方法。如《素问·阴阳应象大论》根据五行相克关系提出："怒伤肝，悲胜怒；喜伤心，恐胜喜；思伤脾，怒胜思；忧伤肺，喜胜忧；恐伤肾，思胜恐。"如对过喜造成的精神散乱，施恐怖之言以吓之；对于过度思虑所致的疾病，以怒而激之。

（四）释疑解惑，心理暗示

人患病以后容易产生各种各样的猜疑心理，尤其是久病不愈之人，往往由于"久病知医"，而又一知半解，就小病疑大，或轻病疑重，甚至听说某某确诊为癌，就怀疑自己患了不治之症，以致精神紧张，忧心忡忡，到处寻求名医，要求做各种各样的检查，对医生的诊断提出各种疑问。对于这类患者，医护人员要耐心向他们解释病情，不可搪塞，以免增加怀疑，要向他们宣传有关疾病的知识，解除患者不必要的疑虑，帮助患者从疑惑中解脱出来。心理暗示是指医者运用语言、情绪、行为等给患者以暗示，从而减轻或消除精神负担，增强战胜疾病的信心，坚信疾病可以治愈，必要时可给予安慰剂治疗。

（五）顺情从欲，发泄抑情

顺从患者的意志、意愿、情绪，满足其心身的需要。患者在患病过程中，情绪多有反常，对此，先顺其情，从其意，有助于心身健康。所以对于患者心理上的欲望，在护理中注意分析对待，若是合理的，条件又允许，应尽力满足所求或所恶，或对其想法表示同情、理解和支持。如满足患者机体的舒适、清洁的环境、合理的营养、有效的诊疗、耐心的解释、适当的信息等。为患者提供支持系统，积极争取患者的家属、亲朋好友、同事、单位以及社会相关组织提供对患者的爱护、关怀和帮助，对解决患者的心理问题可起到明显的作用。引导家属在患者面前保持良好的情绪，多理解体贴患者，在生活上给予无微不至的关怀和照顾，共同创造家庭温馨气氛，使患者心境达到最佳状态，促进患者早日康复。发泄抑情是"心理疏导"的一种治疗方法。发泄可使忧郁和压抑的情感得到表达和疏导，情释开怀，身心得舒。发泄的方式有多种，比如哭、生气、谈心、倾诉等。对于抑郁已久的患者，允许其向医护人员发泄，但要适可而止，不可过度。眼泪可以带走人体毒素，可以允许其在医护人员面前哭泣，但哭过之后要尽快解脱出来。而生气的时候，让患者适当发泄，医护人员不得与患者生气，以免刺激患者太过而产生不良影响。对精神状态忧郁和压抑的患者，应顺从其意志和情绪，满足其合理要求，鼓励其开阔眼界，提高其对不良刺激的耐受性，以化郁为畅，疏泄情志，使气调而复原。

第4节　用药护理

你会煎煮中药吗？中药治疗的疗效除了药物本身的治疗作用外，还与我们对患者进行正确的中药煎法、服法及服药期间的注意事项的护理指导密切相关。

案例10-1

患者，女性，26岁。于1天前因受凉，自感恶寒，头身疼痛，有鼻塞，流清涕，喷嚏，咽喉痒痛等症状，舌苔薄白，遂就诊。

问题：1. 护士应判断该病属何证？

2. 医生为该患者开了3付汤药，护士应如何为该患者讲解煎药时间？

3. 服药时应注意些什么？

一、中药汤剂煎煮法

（一）用具

煎煮中药的用具以砂锅最佳，也可用不锈钢锅，搪瓷锅。忌用铁、铜等金属器皿，以免发生化学反应，影响疗效。

（二）煎药用水

煎者中药的用水以新鲜洁净为基本前提，第一煎加水至超过药面3～5cm为宜，第二煎加水至超过药面2～3cm为宜。

（三）煎药方法及火候

煎药前先将药物倒入药具内，加冷水浸泡30～60分钟；煎药时一般先用武火（大火），煮沸后改为文火（小火），以免水分迅速蒸发，影响药物有效成分的析出。清热药、芳香类药物宜武火急煎，煮沸后约5分钟即可；而味厚滋补类药物，宜文火慢煎，煮沸后再续煎30～60分钟；一般每剂中药煎煮两次，每次煎成药汁200～300ml，两次药汁混合后分2次服用。

表 10-1　煎药时间表

分类	第一煎于沸后煮	第二煎于沸后煮
一般药	30 分钟	25 分钟
解表药	20 分钟	15 分钟
滋补药	60 分钟	50 分钟

（四）煎药时间（表10-1）

（五）特殊煎法

某些药物因质地、性质不同，煎法比较特殊，处方上需加以注明。

1. 先煎　主要指有效成分难溶于水的一些矿物、贝壳类药物，应打碎先煎，煮沸20～30分钟，再下其他药物同煎，以使有效成分充分析出，如生石膏、龙骨、牡蛎、代赭石、石决明、龟甲等。此外，某些毒性较强的药物，如生附子、生乌头，宜先煎45～60分钟后再下其他药，久煎可以降低毒性，用药安全。

2. 后下　主要指气味芳香类药物为防其有效成分挥发，在药物即将煎好前5～10分钟放入与其他药同煎，如薄荷、沉香、砂仁、藿香、木香等。此外，有些药物虽不属芳香药，但久煎也能破坏其有效成分，如钩藤、大黄、番泻叶等，也应后下。

3. 包煎　主要指黏性强、细小种子、粉末状、花粉类、绒毛刺激咽喉的药物宜先用纱布包好，再与其他药物同煎，以防止药液浑浊或刺激咽喉引起咳嗽及沉于锅底，加热时引起焦化或糊化,如车前子、滑石、蒲黄、辛夷等。

4. 另煎　主要指某些贵重药,为了更好地煎出有效成分,应单独煎,如人参、鹿茸、羚羊角等,应切成小片单煎取汁,再与其他药混合服用。

5. 烊化　胶质类或黏性大且易溶的药物为防止同煎黏锅煮糊,或黏附于其他药而影响药效,需单独加温溶化,置于刚煎好的去渣药液中,趁热倒入搅拌,或置火上微煮,使之完全溶解,趁热服下,如阿胶、鹿角胶、饴糖等。

6. 冲服　某些芳香、贵重药及不耐高温且难溶于水的药物,如三七、麝香、生姜等,研细末或取汁,用温开水或复方其他药物煎液冲服。

7. 泡服　某些不耐高温煎煮的药物,用开水或复方中其他药物滚烫的煎出液趁热浸泡。如胖大海、番泻叶、藏红花等。

考点: 中药的煎煮法

8. 煎汤代水　某些质地轻,量较大的药物如玉米须、竹茹等,或泥沙较多的药物,如灶心土、糯稻根等,宜先煎煮,取汁澄清,再用此汁煎其他药。

二、中药给药规则

口服给药是临床使用中药的主要给药途径。口服给药的效果,除受到剂型等因素的影响外,还与服药的时间、服药的多少及服药的冷热等服药方法有关。

（一）服药时间

适时服药是合理用药的重要方面。

(1) 清晨空腹时,所服药物可避免与食物混合,能迅速吸收入肠,充分发挥药效。峻下逐水药宜晨起空腹时服药,能使药物迅速入肠发挥作用,而且可以避免晚间频频起床而影响睡眠。

(2) 驱虫类药、攻下类药及其他治疗胃肠道疾病的药物宜饭前1小时服用,因饭前服用有利于药物的消化吸收。

(3) 对胃肠道有刺激性的药物、消食类药均宜饭后服用,因胃中食物可使药物与食物混合,减轻药物对胃肠的刺激。因此,饭前或饭后服用药物时,服药与进食都应间隔1小时左右,以免影响药效。

(4) 安神类药,宜在睡前30分钟至1小时服用。

(5) 缓下类药,宜在睡前服用,有助于次日清晨排便。

(6) 涩精止遗药,宜在晚间服用。

(7) 截疟药,宜在疟疾发作前2小时服药。

(8) 急性病则不规定服药时间,宜根据病情随时服药。

（二）服药量

(1) 一般疾病,每日服药1剂,每剂分2~3次服用。

(2) 病情危重者,宜每隔2~4小时服药1次,每日可服药2剂。

(3) 发汗类药、泻下类药,一般以得汗、得下为度,不必尽剂,以免汗、下太过,损伤正气。

(4) 呕吐患者服药宜小量频服。

（三）服药温度

(1) 一般汤药多宜温服。治疗寒证多用热药,宜于热服;辛温发汗解表类药常用于外感风寒表证,不仅药宜热服,服药后宜多喝温开水,并加盖衣被。

(2) 治疗热证的多为寒药,如热在胃肠,患者喜冷饮者,药宜凉服;如热在其他脏腑,患者不喜冷饮者,寒药则宜温服。

（四）中成药服法

一般有送服、冲服、调服、含化及喂服等。

1. 送服　是将药放入口内,用温开水或药引、汤剂送服。

2. 冲服　即将药物放入杯内,用温开水、药引等冲成混悬液后服用。

3. 调服　是将一些散剂用温开水或白酒、醋等液体调成糊状后口服,如安宫牛黄丸、紫雪丹等均用此法给药。

4. 含化　是将丸、丹剂含在口中,让药慢慢溶化,缓缓咽下,如六神丸、喉症丸、救心丹等。

考点: 服药时间、服药量及服法

5. 喂服　本法主要用于婴幼儿、年老体弱或急危重症患者,是将中成药溶成液状,逐口喂给患者的一种方法。

（五）中药临床护理注意事项

（1）护士在进行中药汤剂登记时,要对处方进行复审,有疑义时要及时向医生提出;要按医嘱的用药途径、用法、用量、时间给药。

（2）给患者发药时,特别是对第一次用药者,一定要询问过敏史。

（3）宣传中药知识,如正确煎煮中药方法、服用方法及某些特殊药物的副作用的表现等。对住院患者应注意观察有无不良反应发生。

（4）做好卫生宣教,指导患者遵循医嘱用药,切勿擅自行事。对于采用中、西药物联合治疗的患者,要特别交代清楚药物的服用方法和注意事项。

（5）对于慢性病患者的服药,护士要注意观察病情、用药反应,发现问题及时报告医生,并做好应急处理。

（6）新药、新剂型药物投入临床使用时,医护人员要认真学习有关资料,从小剂量开始使用,并做好宣传、解释、说明等工作,要注意观察服药后的反应。

（7）严格控制药物来源,使用"准"字号药,严防伪劣药品,做到按医药卫生主管部门的有关规定,安全用药。

三、中药内服及护理

（一）解表类药物用法与护理

（1）服用解表药应首先辨清表证的虚实寒热,应注意因人因时因地而异。

（2）解表药多为辛散轻扬之品,不宜久煎,武火煮沸后文火煮 15～20 分钟即可。

（3）辛温发汗解表药用于外感风寒表实证,不仅药宜热服,服药后还应嘱患者加盖棉被或进热饮,以遍身微汗为宜,中病即止。

（4）饮食宜清淡易于消化,多饮开水,忌食酸性食物,以免酸收而影响发汗效果。

（5）注意观察病情,按时测量并记录体温、脉搏等,防止高热抽搐、虚脱等并发症的发生。

（6）对于自汗、盗汗、热病伤津、久患疮痈、失血过多的患者,即使有外感,也要慎用解表药。

（二）清热类药物用法与护理

（1）使用清热药时应辨清热证的虚实、部位。

（2）清热药性多寒凉,脾胃气虚、食少便溏、热证伤阴或阴虚者慎用。

（3）凡清热药汤剂宜饭后 30 分钟凉服或微温服,中病即止,不宜久服。

（4）居室宜空气流通，并根据患者发热程度调节室温，高热不退者配合物理降温，汗出过多者应及时更换衣被。

（5）饮食宜清补；可多饮清凉饮料、果汁等；忌食辛辣、油腻之品。

（6）严密观察患者的体温、脉搏、呼吸、汗出、神志等，以防病情变化。

（三）泻下类药物用法与护理

（1）根据里实证的兼证及患者的体质，选用不同类型的泻下药。

（2）作用强烈的泻下药，因奏效迅速，易伤正气，应中病即止；年老体弱、妇女产后、脾胃虚弱者慎用；妇女经期、孕期应忌用。

（3）饮食宜熟、烂、软、鲜的半流质或软食，多食蔬菜、水果（如香蕉、苹果等）、汤类。

（4）峻下逐水药晨起空腹时服用，缓下剂宜睡前服用。

（5）服下泻药后，大多会引起腹痛、呕吐、便次增多等胃肠道反应，服药前应向患者交代清楚，注意观察大便的形状、颜色、气味等。

（四）祛湿类药物用法与护理

（1）芳香化湿药气味多芳香，一般多为散剂服用；若入汤剂宜后下，一般煎10～15分钟即可。

（2）祛风湿药多对胃肠有刺激，宜饭后服用；长期服用祛风湿药酒时，应严密观察病情，以防药物蓄积中毒；嘱患者若有唇舌麻木、头晕、心悸等症状时，应立即停药，并及时就诊。

（3）利水渗湿药服药后要注意观察尿量及水肿的变化；孕妇应慎用。

（4）本类部分药物辛温香燥易伤阴液，故阴虚血亏者慎用。

（五）温里类药物用法与护理

（1）本类药多辛热燥烈，易耗阴动火，故天气炎热时用药剂量宜轻；实热证、阴虚证、津血亏虚者忌用，孕妇慎用。

（2）阴寒太盛，温里药入口即吐的患者，宜采用冷服，或在汤剂中加入少量苦寒、咸寒药物，作为引导药。

（3）在服用温里药时，应注意保暖，加厚衣被，以防受凉。

（4）饮食宜温补之品，可配姜、葱、胡椒等佐料，忌生冷瓜果、油腻等不易消化的食物。

（六）理气类药物用法与护理

（1）理气药大多辛温芳香，易耗气伤阴，故气虚、阴虚者慎用；破气药孕妇忌用。

（2）理气药大多芳香，不宜久煎。

（3）多食用营养丰富、易消化的温补食物，忌食生冷瓜果等不易消化的食物。

（七）消导类药物用法与护理

（1）消导类药于虚证无积滞者，要禁用；积滞日久者，以丸剂缓消，或配服扶正健脾药。

（2）消导药宜饭后服用。

（3）饮食以平补而易于消化的半流质或软食为宜，少食多餐，忌食生冷、硬、肥甘厚味之品；注意观察患者腹痛及大便形状等变化。

（4）服用人参时忌用莱菔子，哺乳期妇女忌用大剂量麦芽。

（八）止血类药物用法与护理

（1）服用凉血止血药和收敛止血药时，要注意观察患者舌质，判断体内有无瘀血。

（2）出血期间要减少活动，若为大出血须绝对卧床休息；患者精神紧张或恐惧，应注意做好精神调护。

（3）要注意观察出血的部位、颜色、数量、次数，并记录血压、呼吸、脉搏等，及时向医生报告。若为大出血，要及时采取急救措施。

（4）饮食应营养丰富，易于消化，忌辛辣炙热之物，禁烟酒。

（九）活血化瘀类药物用法与护理

（1）活血化瘀药对于月经过多、血虚无瘀及孕妇，要忌用或慎用。

（2）本类药宜饭后服用或适当配伍消食健胃药，以助消化。

（3）伴疼痛者要注意观察患者的疼痛程度，做好精神调护。

（十）化痰止咳平喘类药物用法与护理

（1）咳嗽兼咯血者，不宜用强烈而有刺激性的化痰药；麻疹初起不宜单投止咳药，对收敛性及温燥之药忌用。

（2）化痰药与健脾类、理气类药物配伍使用。

（3）饮食宜清淡、易消化、富有营养，少食油腻，禁食生冷、过甜、过咸、辛辣等物。

（4）要注意观察患者咳喘的变化及痰的色、量、质、味。若痰多者，禁用止咳药，帮患者翻身拍背，必要时可将痰吸出；若痰稠者，可让患者雾化吸入或水蒸气吸入，使痰易于咳出。

（十一）平肝息风类药物用法与护理

（1）本类药多为贝类、矿石类及昆虫类，宜饭后服用，并注意保护胃气。

（2）眩晕患者服药后要静卧调养，避免情绪波动；惊痫、惊厥的患者，要注意观察其血压、脉搏、神志、瞳孔等变化。

（3）饮食宜清淡、富有营养。

（十二）开窍类药物用法与护理

（1）本类药为救急治标之品，宜少量频服，不宜久服。

（2）神志昏迷的虚脱证则忌用；开窍药中麝香、冰片孕妇应忌用。

（3）开窍药多辛香易挥发，内服多入丸散剂。

（4）要注意患者的体温、脉搏、呼吸、血压等变化；昏迷患者要保持呼吸道通畅，鼻饲给药后，要注意口腔护理。

（十三）安神类药物用法与护理

（1）安神药中贝壳类、矿物类药易损伤胃气，可入丸散剂或酌配健脾养胃药，不宜久服；肝肾功能不正常者，慎用朱砂。

（2）安神药宜睡前 30 分钟至 1 小时服用。

（3）饮食以清淡可口少刺激为原则，勿过饮，忌辛辣、浓茶、烈酒、肥甘、咖啡等物。

（4）加强对患者的精神护理，解除心理负担，消除紧张情绪，保持心态平和，以利睡眠。

（十四）补益类药物用法与护理

（1）服用补益药首先应辨清气虚、血虚、阴虚、阳虚，根据患者具体情况进行补益及配伍。

（2）需长期服用者可选择中成药，不可峻补；有实邪不宜用补益药，以免闭门留寇。

（3）入汤剂宜久煎。

（4）补益药宜饭前空腹服用；忌食辛辣、油腻、生冷及纤维素多不易消化的食物。

链接

为什么西洋参比人参越来越受消费者的青睐？

人参性甘、微苦，微温，有大补元气、补脾益肺、生津、安神益智等作用，被誉为"补气圣药"、"药中之王"。但一部分人在身体上火或夏季气候炎热时服用人参会出现全身燥热、头痛、眩晕甚至鼻孔出血等现象。这是因为人参属温性补药，在身体上火或气候炎热时服用不仅起不到补益作用反而会造成身体的不适。而西洋参和人参不同，其性甘凉，不热不燥，有补气养阴、清热生津等作用。在身体阴虚火旺时亦可服用，有"凡不受人参之温补者，皆可以西洋参代之"之说。因此夏季适宜服用以西洋参为主要原料的滋补品。

（十五）收涩类药物用法与护理

（1）收涩药是治标之药，常需配伍补益药同用，以标本兼顾。

（2）收涩药有敛邪之弊，凡有表邪未解、湿热内蕴所致泻痢、带下、血热出血，以及余热未清者，均不宜用。

（3）饮食宜平补，忌食生冷寒凉之品。

（十六）驱虫类药物用法与护理

（1）驱虫药宜饭前空腹服用，忌食油腻，以使药力较易作用于虫体。

（2）驱虫药物对人体正气多有损伤，故要控制剂量，防止用量过大致中毒或损伤正气。孕妇、年老体弱者应慎用。

（3）患者发热或腹痛剧烈者，不宜急于驱虫，待症状缓解后，再行施用驱虫药物。

考点： 内服中药的护理

（4）服药后注意观察虫体排出情况，特别是驱绦虫时，要确保虫体全部排出。

小结

中医一般护理是护理工作的基本要求。"三分治疗，七分护理"，患者生活起居、饮食、情感几方面的护理措施是否恰当，直接影响疾病的痊愈。

中药的用法，是前人医疗实践的经验总结。用法正确与否，直接关系到药物临床疗效及用药安全。口服给药的效果，除受到剂型等因素的影响外，还与服药的时间、服药的多少、服药的冷热及服药期间的饮食宜、忌等服药方法有关。护士应指导患者正确地煎药与服药，并进行正确的服药期护理。

自测题

一、填空题

1. 科学生活规律＿＿＿＿＿＿＿、＿＿＿＿＿＿＿、＿＿＿＿＿＿＿。

2. 患者在住院期间应该做到四勤＿＿＿＿＿＿＿、＿＿＿＿＿＿＿、＿＿＿＿＿＿＿、＿＿＿＿＿＿＿。

3. 饮食调护的基本方法是＿＿＿＿＿＿＿、＿＿＿＿＿＿＿、＿＿＿＿＿＿＿、＿＿＿＿＿＿＿、＿＿＿＿＿＿＿。

4. 饮食宜忌基本原则是＿＿＿＿＿＿＿、＿＿＿＿＿＿＿、

＿＿＿＿＿＿＿、＿＿＿＿＿＿＿。

二、选择题

A₁型题

1. 解表药第一煎于沸后煮（　　）
   A. 5分钟　　　　　B. 10分钟
   C. 15分钟　　　　D. 20分钟
   E. 25分钟

2. 某些粉末状药物及细小的植物种子，煎煮时为避免其浮散而不便饮服，宜（　　）
   A. 久煎　　　　　B. 先煎

　　C. 包煎　　　　　D. 烊化

　　E. 另煎

3. 人参应采取何种煎煮法(　　)

　　A. 先煎　　　　　B. 包煎

　　C. 烊化　　　　　D. 另煎

　　E. 泡服

4. 贝壳、矿物类药物入汤剂宜(　　)

　　A. 先煎　　　　　B. 后下

　　C. 包煎　　　　　D. 另煎

　　E. 烊化

5. 中药消导药的服用时间应是(　　)

　　A. 饭前服用　　　B. 饭后服用

　　C. 两餐间服用　　D. 清晨服用

　　E. 睡前服用

6. 呕吐患者正确服用中药的方法为(　　)

　　A. 大剂量服用　　B. 吐后立即服用

　　C. 小量频服　　　D. 吐前服用

　　E. 昼夜不停服用

7. 关于清热类药物用法与护理不正确的是(　　)

　　A. 严密观察患者的体温、脉搏、呼吸、汗出、神志变化等情况

　　B. 脾胃气虚、食少便溏、热证伤阴或阴虚者慎用

　　C. 凡清热药汤剂宜饭前服用

　　D. 汗出过多者应及时更换衣被

　　E. 饮食宜清淡

8. 安神药宜(　　)

　　A. 睡前 30 分钟至 1 小时服用

　　B. 睡前 3 小时服用

　　C. 早晨服用

　　D. 傍晚服用

　　E. 分早、晚服用

9. 收涩药是治标之药,常需配哪类药同用(　　)

　　A. 解表药　　　　　B. 止血药

　　C. 清热药　　　　　D. 活血化瘀药

　　E. 补益药

10. 关于化痰止咳平喘类药物用法与护理不正确的是(　　)

　　A. 咳嗽兼咯血者,不宜用强烈而有刺激性的化痰药

　　B. 麻疹初起不宜单投止咳药

　　C. 化痰药与健脾类、理气类药物配伍用

　　D. 饮食宜清淡、易消化、富有营养

　　E. 若痰多者,用止咳药

三、简答题

1. 生活起居护理的原则有哪些?

2. 饮食护理的原则有哪些?

3. 情志护理的原则与方法有哪些?

(王益平　陈应娟)

第11章

针灸疗法及护理

　　针灸疗法属于中医传统疗法,是中医护理操作技术的主要内容。它是在中医理论指导下,运用针刺和艾灸,作用于人体经络腧穴,防治疾病的一种护理技术与方法。临床因针刺与艾灸两种方法常结合应用,故统称针灸。

　　针灸疗法具有操作方便、疗效独特、适应证广泛、无毒副作用等优点,得到了世界各国人民的共同关注与喜爱。正逐渐成为世界各国人民的共同科学财富。

第1节　腧穴概述

　　腧穴,俗称穴位。"腧"通"输",有转输、输注的含义;"穴"有空隙、空穴的意思。腧穴是人体脏腑经络之气输注于体表的部位,是脏腑疾病在人体体表的反应点,更是针灸推拿的施术部位。

一、腧穴的分类

　　人体的腧穴,一般分为十四经穴、经外奇穴、阿是穴3类。

　　1. 十四经穴　简称经穴,指分布在十二经脉和督、任二脉上的腧穴。共有361个穴名,670个穴位。十四经穴的特点是具有固定的穴名、明确的定位以及归属何经脉。它们都能主治本条经脉循行部位的病症和本条经脉所属脏腑及相表里经脉的病症,是腧穴的主要部分。

　　2. 经外奇穴　简称奇穴,指尚未列入或不便列入十四经的腧穴。经外奇穴的特点是具有固定的穴名,明确的定位,主治范围比较单纯,对某些病症多有奇效。如四缝穴治小儿疳积。

考点: 腧穴的分类　　3. 阿是穴　又称天应穴、不定穴。以体表压痛点或反应点作为腧穴,即"以痛为腧"。阿是穴的特点是无具体名称,无固定位置,主要治疗局部病证。"阿是"名称,最早见于唐代孙思邈《千金方》之中。

二、腧穴的主治作用

　　腧穴防治疾病主要有三方面的作用。

　　1. 近治作用　指每个腧穴均具有治疗其所在部位和邻近组织部位病证的作用。这是所有腧穴具有的共同特点。如膝关节及周围的犊鼻穴、梁丘穴、阳陵泉穴都能治疗膝关节疼痛。

　　2. 远治作用　主要指十二经脉在肘、膝关节以下的腧穴,具有治疗本经循行所及的远隔部位的脏腑、组织、器官病症的作用。这是十四经穴主治作用的基本规律。如合谷穴可治疗口眼歪斜、牙痛等病症。

　　3. 特殊作用　指某些腧穴对机体的不同状态具有双向的良性调整作用以及相对的特异

性。如天枢穴既能通便，又能止泻；针刺四缝穴能治疗小儿疳积；艾灸至阴穴能矫正胎位不正。

三、腧穴的定位方法

针刺治疗效果的好坏与取穴准确与否密切相关。要准确确定腧穴的位置，就必须掌握腧穴的常用定位方法。临床常用的有以下 4 种：

（一）体表解剖标志定位法

体表解剖标志定位法，又称自然标志定位法，是依据人体解剖学的各种体表标志来确定腧穴位置的一种定位方法。

1. 固定标志　是不受人体活动变化影响的标志。主要有骨节和肌肉所形成的突起、凹陷、五官、乳头、脐、指（趾）甲等。如脐中定神阙穴。

2. 活动标志　是指需要采取一定的活动姿势才会出现的标志。主要指关节、肌肉、肌腱、皮肤因适当的活动所出现的孔隙、凹陷、隆起、皱纹等。如屈肘，于横纹头与肱骨外上髁之间取曲池穴。

（二）骨度折量定位法

骨度折量定位法，又称骨度分寸定位法。是将人体体表相距最近较为明显的解剖标志间的距离，分为若干等分（每 1 等分即为 1 寸），用于腧穴定位的方法。如胸剑联合到脐中为 8 等分，即 8 寸。这种定位方法适用于各种年龄，体型的患者（表 11-1）。

表 11-1　常用骨度折量表

分部	部位起点	常用骨度（寸）	度量法	说明
头部	正中前后发际之间	12	直量	用于确认头部穴纵向距离
	两乳头之间连线	8	横量	用于确认胸部穴横向距离
	胸剑联合至脐中	8	直量	用于确认躯干部穴纵向距离
	脐中至耻骨联合上缘	5	直量	用于确认躯干部穴纵向距离
	两肩胛骨脊柱缘之间	6	横量	用于确认背部穴横向距离
上肢部	腋前横纹头至肘横纹	9	直量	用于手三阴、手三阳经等的骨度分寸
	肘横纹至腕横纹	12	直量	
下肢部	耻骨上缘至股骨内上踝上缘	18	直量	
	股骨大转子至腘横纹	19	直量	用于手三阴、手三阳经等的骨度分寸
	臀横纹至腘横纹	14	直量	
	胫骨内侧踝下缘至内踝内	13	直量	
	腘横纹至外踝尖	16	直量	
	外踝尖至足底	3	直量	

（三）手指同身寸定位法

手指同身寸定位法，又称指寸定位法，是以患者本人手指为标准，用以量取腧穴的一种定位方法。临床常用的有以下 3 种：

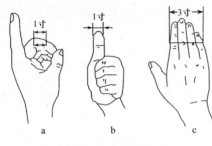

图 11-1　手指同射

a. 中指同身寸;b. 拇指同身寸;c. 横指同身寸

1. 中指同身寸　是以患者中指中节屈曲时内侧两端纹头之间的距离为一寸(图 11-1a)。

2. 拇指同身寸　是以患者拇指指关节的宽度为 1 寸(图 11-1b)。

3. 横指同身寸　又称一夫法。当患者食指、中指、无名指、小指自然并拢时,以中指中节横纹为准,其四指的宽度为 1 寸(图 11-1c)。

(四)简便取穴法

简便取穴法是临床应用中简便易行的一种取穴方法。如两耳尖连线中点取百会穴。

链接

王惟一与针灸铜人

　　公元 1027 年,宋朝医官针灸学家王惟一铸造了两座针灸铜人。铜人身高略同于正常成年人,体表铸有针灸穴位,穴位旁标有穴位名称。铜人不但是教授针灸的模型,更是针灸操作考核的标本。考核之前,用黄蜡涂敷铜人体表。考核时,应考学生依据考官提出的穴位名施行针灸。若刺中穴位,则有水银流出,若未刺中穴位,则无此现象。

四、常用腧穴

(一)头颈部

1. 百会 Bǎihuì(DU20,属督脉)

[定位]　后发际正中直上 7 寸,或两耳尖连线的中点处(图 11-2)。

[主治]　眩晕,失眠,健忘,头痛,癫痫,脱肛(灸),子宫脱垂(灸)。

[操作]　向前或向后平刺 0.5~0.8 寸;可灸。

2. 太阳 Tàiyáng(EX-HN5,属经外奇穴)

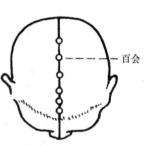

图 11-2　百会穴

[定位]　眉梢与目外眦之间,向后约一横指凹陷处(图 11-3)。

[主治]　偏正头痛,面瘫,目疾,牙痛。

[操作]　直刺或斜刺 0.3~0.5 寸;可灸。

3. 听宫 Tīnggōng(SII9,属于太阳经脉)

[定位]　耳屏中点与下颌关节之间,张口呈凹陷处(图 11-3)。

[主治]　耳鸣、耳聋、中耳炎、牙痛。

[操作]　直刺 0.5~1 寸;可灸。

4. 翳风 Yìfēng(SJ17,属手足阳经脉)

[定位]　耳垂后方,当下颌角与乳突之间凹陷处(图 11-3)。

[主治]　耳鸣、耳聋、疰腮、面瘫。

[操作]　直刺 0.5~1 寸;可灸。

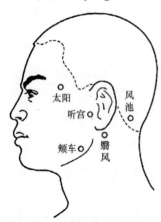

图 11-3　侧头部部分穴位

5. 四白 Sìbái（ST2,属足阳明经脉）

[定位]　目正视,瞳孔直下,当眶下孔凹陷处（图 11-4）。

[主治]　迎风流泪,目赤,面瘫,近视。

[操作]　直刺 0.3～0.5 寸;不宜灸。

6. 迎香 Yíngxiāng（LI20,属阳明经脉）

[定位]　鼻翼外缘中点旁开 0.5 寸,当鼻唇沟中（图 11-4）。

[主治]　鼻塞,鼻出血,鼻渊,口眼歪斜。

[操作]　直刺 0.1～0.2 寸,或向鼻根方向斜刺 0.3～0.5 寸,不宜灸。

7. 水沟（人中）Shuǐgōu（DU26,属督脉）

[定位]　鼻中隔直下,人中沟上 1/3 与中 1/3 交界处。

[主治]　昏迷,中暑,口眼歪斜,小儿惊风,急性腰扭伤（图 11-4）。

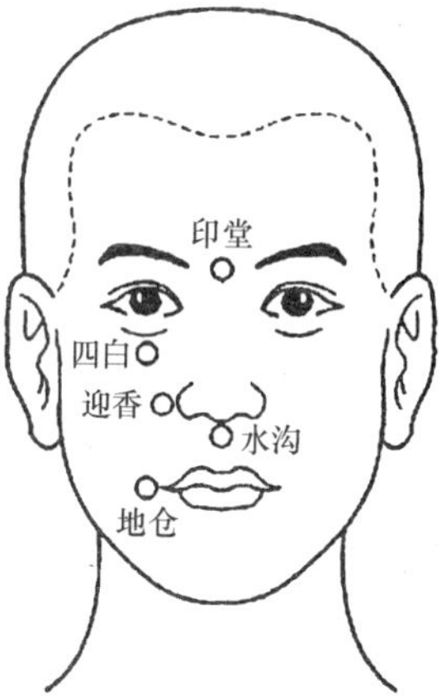

[操作]　向上斜刺 0.3～0.5 寸,或用指甲按压。

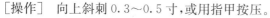

8. 地仓 Dìcāng（ST4,属足阳明经脉）

[定位]　面部口角外侧,上直对瞳孔（图 11-4）。

[主治]　面瘫,面部痉挛,流涎,牙痛。

[操作]　斜刺或向后颊车方向平刺 0.5～0.8 寸;可灸。

9. 颊车 Jiáchē（ST6,属足阳明经脉）

[定位]　下颌角前上方约一横指,当咬紧牙齿咬肌隆起处（图 11-3）。

[主治]　面瘫,面部痉挛,痄腮,牙痛,流涎。

[操作]　直刺 0.3～0.5 寸,或向地仓方向斜刺;可灸。

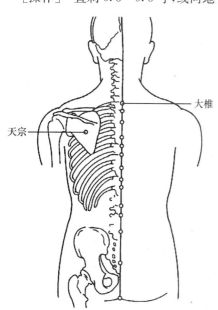

图 11-5　腰背部部分穴位

[操作]　直刺 0.5～0.8 寸;可灸。

图 11-4　头面部部分穴位

10. 风池 Fēngchí（GB20,属足少阳经脉）

[定位]　枕骨下,胸锁乳突肌与斜方肌上端之间的凹陷处（图 11-3）。

[主治]　感冒,颈项强痛,眩晕,头痛,鼻渊,高血压。

[操作]　针尖微下,向鼻尖方向斜刺 0.8～1寸。深部为延髓,须严格掌握针刺角度与深度。

（二）腰背胸腹部

1. 大椎 Dàzhuī（DU14,属督脉）

[定位]　第 7 颈椎与第 1 胸椎棘突之间

[主治]　感冒,热病,中暑,咳嗽,哮喘,肩、项背疼痛（图 11-5）。

[操作]　向上斜刺 0.5～0.8 寸;可灸。

2. 天宗 Tiānzōng（SI11,属太阳经脉）

[定位]　在肩胛部,当冈下窝中央凹陷处,与第 4 胸椎相平（图 11-5）。

[主治]　肩胛部酸痛,肘臂痛,乳房疾病,缺乳。

3. 膻中 Tànzhōng（RN17，属任脉）

[定位]　在胸部前正中线上，平第 4 肋间，两乳头连线的中点（图 11-6）。

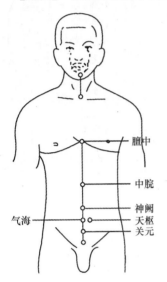

图 11-6　胸腹部部分穴位

[主治]　咳嗽，胸闷，胸痛，肺痈，呕吐，乳少，乳痈。

[操作]　直刺或平刺 0.3～0.5 寸；可灸。

4. 中脘 Zhōngwǎn（RN12，属任脉）

[定位]　前正中线上，脐上 4 寸（图 11-6）。

[主治]　胃痛，腹胀，胃下垂，黄疸，呕吐，癫狂，呃逆，泄泻。

[操作]　直刺 0.5～1.2 寸；可灸。

5. 天枢 Tiānshū（ST25，属足阳明经脉）

[定位]　脐中旁开 2 寸（图 11-6）。

[主治]　腹胀，腹痛，泄泻，便秘，月经不调，痛经，肠痈。

[操作]　直刺 0.5～1 寸；可灸。

6 神阙 Shénquè（RN8，属任脉）

[定位]　脐窝正中处（图 11-6）。

[主治]　腹痛，腹胀，泄泻，痢疾，脱肛，水肿，中风脱证。

[操作]　禁针刺，可灸，多用艾炷隔盐灸或艾条灸。

7. 气海 Qìhǎi（RN6，属任脉）

[定位]　前正中线上，脐下 1.5 寸（图 11-6）。

[主治]　腹痛，腹胀，泄泻，遗尿，尿潴留，脱肛，月经不调，闭经，痛经，带下，子宫脱垂，全身虚弱。为强壮保健穴。

[操作]　直刺 0.5～1 寸；可灸。孕妇慎用。

8. 关元 Guānyuán（RN4，属任脉）

[定位]　前正中线上，脐下 3 寸（图 11-6）。

[主治]　遗尿，尿频，尿潴留，腹痛，泄泻，月经不调，闭经，痛经，带下，子宫脱垂，中风脱证，全身虚弱。为强壮保健穴。

[操作]　直刺 0.5～1 寸；可灸。孕妇慎用。穴位下是膀胱，针刺前宜排空小便。

（三）上肢部

1. 十宣 Shíxuān（EX-UE11，属经外奇穴）

[定位]　在手十指尖端，距指甲游离缘 0.1 寸（图 11-7）。

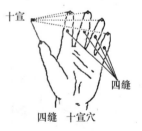

图 11-7　四缝、十宣穴

[主治]　昏迷，中暑，中风，癫痫，高热，咽喉肿痛，小儿惊厥。为急救穴。

[操作]　浅刺 0.1～0.2 寸，或三棱针点刺出血。

2. 少商 Shàoshāng（LU11，属手太阴经脉）

[定位]　拇指末节桡侧，距指甲角旁约 0.1 寸（图 11-8）。

[主治]　咽喉肿痛，中风，中暑，昏迷，热病，咳嗽。为急救穴。

[操作]　浅刺 0.1～0.2 寸，或三棱针点刺出血，可灸。

3. 少冲 Shàochōng（HT9，属手阴经脉）

[穴位]　手小指末节桡侧，距指甲旁 0.1 寸处。

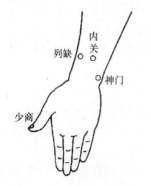

图 11-8　手臂内侧部分穴位

［主治］　心悸，心痛，昏迷，中风，癫狂，热病。为急救穴。

［操作］　浅刺 0.1～0.2 寸，或三棱针点刺出血；可灸。

4. 四缝 Sìfèng（EX-UE10，属经外奇穴）

［定位］　第二至五指的掌面，近端指关节的横纹中点处，一侧 4 穴（图 11-7）。

［主治］　小儿疳积，小儿消化不良，百日咳。

［操作］　三棱针点刺出血，或挤出少许黄白色黏液。

5. 合谷 Hégǔ（LI4，手阳明经脉）

［定位］　手背第一、二掌骨之间，近第二掌骨中点桡侧处（图 11-9）。

［主治］　头痛，感冒，面瘫，牙痛，目疾，发热，咽喉肿痛，中风后遗症，经闭，痛经，上肢病症。

［操作］　直刺 0.5～1 寸；可灸。

6. 神门 Shénmēn（HT7，属手少阴经脉）

［定位］　腕横纹尺侧端，当尺侧腕屈肌腱的桡侧凹陷中（图 11-8）。

［主治］　心痛，心悸，心烦，失眠，健忘，癫痫，癫狂。

［操作］　直刺 0.3～0.5 寸；可灸。

7. 列缺 Lièquē（LU7，属手太阴经脉）

［定位］　桡骨茎突上方，腕横纹上 1.5 寸，侧掌取穴。简便取穴：两手虎口交叉，一手示指按在桡骨茎突上，指尖所指凹陷处（图 11-8）。

［主治］　头痛，齿痛，咽喉肿痛，颈项强痛，手腕酸痛，口眼歪斜，咳喘。

［操作］　向上斜刺 0.3～0.8 寸；可灸。

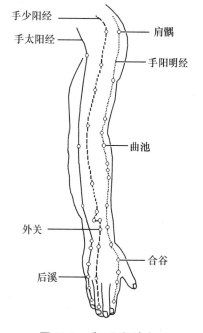

图 11-9　手三阳经腧穴

8. 内关 Nèiguān（PC6，属手厥阴经脉）

［定位］　腕横纹上 2 寸，掌长肌腱与桡侧腕屈肌腱之间（图 11-8）。

［主治］　心痛，心悸，失眠，胸闷，胸痛，胃痛，呕吐，呃逆，高血压，心动过速，心动过缓，上肢痹痛。

［操作］　直刺 0.5～1 寸；可灸。

9. 外关 Wàiguān（SJ5，属手少阳经脉）

［定位］　腕背横纹上 2 寸，桡骨与尺骨之间（图 11-9）。

［主治］　头痛，热病，感冒，耳鸣，耳聋，项痛，肘臂屈伸不利。

［操作］　直刺 0.5～1 寸；可灸。

10. 曲池 Qūchí（LI11，属手阳明经脉）

［定位］　屈肘 90°，在肘横纹外侧端与肱骨外上髁连线的中点（图 11-9）。

［主治］　热病，上肢麻木，疼痛，瘫痪，牙痛，咽喉肿痛，呕吐，泄泻，高血压。

［操作］　直刺 1～1.5 寸；可灸。

（四）下肢部

1. 环跳 Huántiào（GB30，属足少阳经脉）

［定位］　侧卧，屈股，当股骨大转子最高点与骶管裂孔连线的外 1/3 与中 1/3 交点处（图

11-10)。

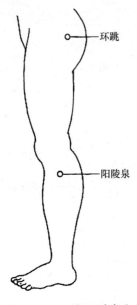

图 11-10　环跳、阳陵泉穴

[主治]　腰腿痛,下肢疼痛,瘫痪,坐骨神经痛。

[操作]　直刺 1.5～3 寸,可灸。

2. 血海 Xuèhǎi(SP10,属足太阴经脉)

[定位]　髌骨内上缘上 2 寸。简便取穴:术者面对患者,用左(或右)手掌心按患者右(或左)膝髌骨上,二至五指向上伸直,拇指约呈 45°斜置,拇指尖下即是穴(图 11-11)。

[主治]　月经不调,痛经,崩漏,经闭,膝关节痛,高血压,丹毒,皮肤瘙痒。

[操作]　直刺 0.5～1.5 寸,可灸。

3. 委中 Wěizhōng(BL40,属足太阳经脉)

[定位]　腘窝横纹中央,股二头肌肌腱与半腱肌肌腱的中间(图 11-12)。

[主治]　腰背痛,下肢痹痛,中风,昏迷,高热,抽搐,吐泻,急性腰扭伤,坐骨神经痛。

[操作]　直刺 1～1.5 寸,或用三棱针点刺出血;可灸。

4. 阴陵泉 Yīnlíngquán(SP9,属足太阴经脉)

[定位]　胫骨内侧髁后下方凹陷处(图 11-11)。

[主治]　腹胀,腹泻,痛经,带下,水肿,遗尿,尿路感染,尿潴留,膝关节疼痛。

[操作]　直刺 1～1.5 寸;可灸。

5. 阳陵泉 Yánglíngquán(GB34,属足少阳经脉)

[定位]　腓骨小头前下方凹陷处(图 11-10)。

[主治]　胁痛,口苦,呕吐,黄疸,半身不遂,膝髌肿痛,坐骨神经痛。

[操作]　直刺 1～1.5 寸;可灸。

6. 足三里 Zúsānlǐ(ST36,属足阳明经脉)

[定位]　犊鼻穴下 3 寸,距胫骨前缘外侧一横指处(图 11-13)。

[主治]　胃痛,腹胀肠鸣,呕吐腹泻,便秘,半身不遂,下肢痿痹,水肿,失眠多梦,月经不调,痛经,带下,高血压,乳腺炎。为全身强壮保健要穴。

[操作]　直刺 1～2 寸;可灸。

7. 丰隆 Fēnglóng(ST40 属足阳明经脉)

[定位]　外踝高点上 8 寸,距胫骨前缘外侧二横指处(图 11-13)。

[主治]　痰多,咳嗽,哮喘,眩晕,头痛,胸痛,癫狂,癫痫,下肢痹痛。

[操作]　直刺 1～1.5 寸;可灸。

8. 三阴交 Sānyīnjiāo(SP6,属足太阴经脉)

[定位]　内踝尖上 3 寸,胫骨内侧缘后方凹陷处(图 11-11)。

[主治]　腹胀,腹泻,月经不调,经闭,痛经,带下,子宫脱垂,小便不利,遗尿,下肢痹痛,瘫痪,高血压。

[操作]　直刺 0.5～1.5 寸;可灸;孕妇禁针。

9. 悬钟 Xuánzhōng(GB39,属足少阳经脉)

[定位]　外踝尖上 3 寸,腓骨前缘。

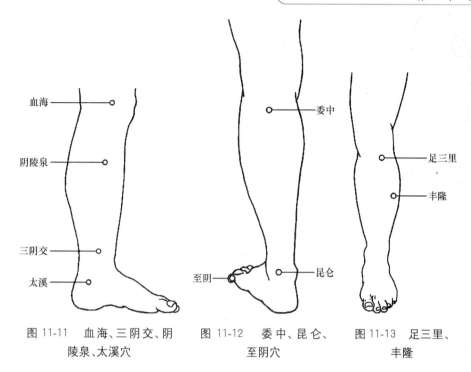

图 11-11　血海、三阴交、阴
陵泉、太溪穴

图 11-12　委中、昆仑、
至阴穴

图 11-13　足三里、
丰隆

［主治］　落枕,半身不遂,腰痛,头项强痛,踝关节痛。

［操作］　直刺 0.5～1 寸;可灸。

10. 昆仑 Kūnlún(BL60,属足太阳经脉)

［定位］　外踝尖与跟腱之间的凹陷处(图 11-12)。

［主治］　腰背痛,头痛项强,滞产,足踝肿痛。

［操作］　直刺 0.5～0.8 寸;可灸。

11. 太溪 Tàixī(KI3,属足少阴经脉)

［定位］　内踝尖与跟腱之间的凹陷处(图 11-11)。

［主治］　耳鸣,耳聋,眩晕,失眠,咽喉肿痛,牙痛,月
经不调,腰痛,小便频数,足跟痛。

［操作］　直刺 0.5～1 寸;可灸。

12. 太冲 Tàichōng(LR3,属足厥阴经脉)

［定位］　足背第一、二跖骨结合部前的凹陷处(图 11-
14)。

［主治］　眩晕,头痛,目赤肿痛,面瘫,癫痫,小儿惊
风,月经不调,痛经,崩漏,下肢痹痛,足背肿痛。

［操作］　直刺 0.5～0.8 寸;可灸。

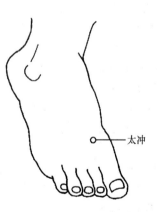

图 11-14　太冲穴

13. 至阴 Zhìyīn (BL67,属足太阳经脉)

［定位］　足小趾外侧,距趾甲角旁 0.1 寸(图 11-12)。

［主治］　胎位不正(艾条灸),滞产,头痛。

［操作］　浅刺 0.1 寸;可灸;孕妇禁针。

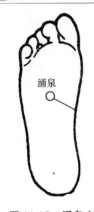

图 11-15　涌泉穴

14. 涌泉 Yǒngquán（KI1，属足少阴经脉）

［定位］　在足底部，踡足时，在足心前 1/3 的凹陷处（图 11-15）。

［主治］　昏迷，癫痫，癔症，中暑，小儿惊风，头痛。为急救穴。

［操作］　直刺 0.5～1 寸；可灸。

第 2 节　针灸法与护理

针灸学源远流长，几千年来为人们身体健康和疾病防治作出了巨大的贡献，今天仍然以它独特的理论体系和显著的疗效发挥着巨大的作用。它取材方便、不受条件限制、简便易行，行之有效，既能提高护理人员全面素质、提高护理效果，又能作为自我保健养生、家庭社区医疗的好方法，受到了人们的欢迎和信赖。

一、针　　法

针法是利用金属制成的针具，通过一定手法，刺激人体穴位治疗疾病的方法。临床常用的针具有毫针、皮肤针、三棱针、皮内针等。毫针是临床应用最广泛的一种针具，本节只介绍毫针刺法。

（一）针具

毫针通常用不锈钢丝制成，其构造分为针尖、针身、针根、针柄、针尾 5 部分（图 11-16）。其长短和粗细规格以针身为准，一般 28～30 号、1～3 寸的毫针最常用。

（二）针刺练习

针刺练习是对初学针刺者指力和手法的基本技能训练。开始可在纸垫或棉团上进行进针、出针、上下提插、左右捻转等基本操作方法的练习。先练短针，再练长针，在掌握一定指力和手法后进行自身试针或学员间互相试针，反复体会。待熟练掌握技术，运用自如后，才能在患者身上实习操作。

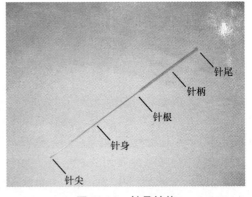

图 11-16　针具结构

（三）针刺前的准备

1. 做好辨证、诊断及解释工作　收集患者四诊资料进行辨证分析，确定治疗方案。对初诊患者应耐心做好解释工作，消除其对针刺疼痛的畏惧心理，避免或减少异常情况发生。

案例11-1

患者，女性，39 岁。晨起后自觉耳后痛，一侧面部板滞，口角向一侧㖞斜，右眼不能闭合，检查见右侧面部瘫痪，诊断为面瘫。

问题：该患者应选什么穴位治疗？

2. 选择针具　根据针刺腧穴、患者体质的不同，选择长短、粗细适宜的针具。注意选择针根无松动，针身挺直、光滑、坚韧而富有弹性，针尖圆而不钝的针具。如针根松动，针体弯曲损伤，针尖钩毛者，应予剔除。

3. 选择体位　要选择适当体位,以患者舒适而能持久,医者便于准确施术为原则。临床常用的有仰卧位、侧卧位、俯卧位、仰靠坐位、俯伏坐位等。

4. 消毒　进行严格的消毒灭菌,包括针具、医生手指和患者的施针部位。针具最好使用高压蒸气灭菌法。施术者的手指清洗干净,并用75％乙醇棉球擦洗,患者的施针部位要用75％乙醇消毒或者先用2％碘酊涂擦,稍干后再用75％乙醇脱碘。消毒后要防止再污染。

（四）进针法

有单手进针法、双手进针法和针管进针法。在针刺时,持针手称"刺手",另一手的手指切按腧穴部位皮肤,固定穴位,使针身有所依靠,减少进针疼痛,称"押手"。

1. 单手进针法　用一只手将针刺入穴位,以拇指、食指夹持针柄,中指指端靠近穴位,指腹抵住针尖及针身下端,当拇指、食指向下用力时,中指随之屈曲,将针尖迅速刺入皮肤(图11-17)。

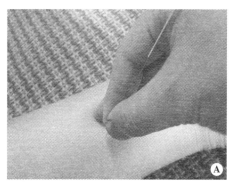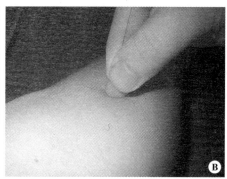

图 11-17　单手进针法

2. 双手进针法　一般以拇指、食指、中三指夹持针柄,运用指力使针尖快速刺透皮肤,再捻转刺向深层。常用的进针方法有:

（1）指切进针法:左手手指端按在穴位旁,右手持针,紧靠左手指甲将针刺入。主要适用于短针进针(图11-18)。

（2）挟持进针法:左手拇、食两指夹捏消毒干棉球,挟住针身下端,露出针尖约1cm,右手捻动针柄,将针刺入。主要适用于长针进针(图11-19)。

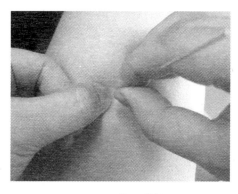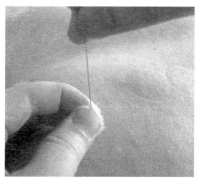

图 11-18　指切进针法　　　　图 11-19　挟持进针法

（3）提捏进针法:左手拇、食两指捏起针刺穴位皮肤,右手持针从捏起部位上端刺入。主要适用于皮肤浅薄部位进针(图11-20)。

（4）舒张进针法：左手拇指、食两指将针刺部位皮肤撑开，使之绷紧，右手将针刺入。主要适用于皮肤松弛或有皱纹处（图11-21）。

3. 管针进针法　利用特制的针管代替押手进针的方法。针管可用不锈钢、玻璃或塑料等材料制成，比针短约5mm，直径约为针柄的2～3倍，将毫针装入针管中，而后将针尖所在的一端置于穴位之上，用左手夹持针管，用右手食指或中指快速叩打针管上端露出的针柄尾端，使针尖迅速刺入穴位，再退出针管（图11-22）。此种进针法可减少进针时的疼痛。

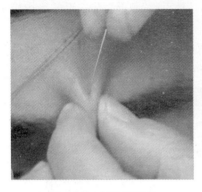
图11-20　提捏进针法

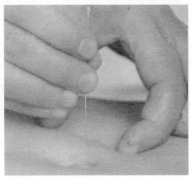
图11-21　舒张进针法

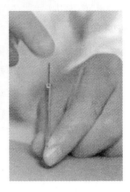
图11-22　管针进针法

（五）进针角度与深度

1. 针刺角度　指进针时针身与皮肤表面所形成的夹角，是根据腧穴所在部位的解剖特点和治疗要求而定的。一般分为直刺（90°）、斜刺（45°）、平刺（15°）三种（图11-23至图11-25）。

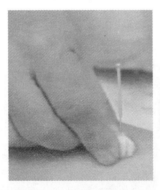
图11-23　直刺

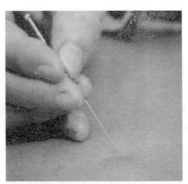
图11-24　斜刺

2. 针刺深度　指针身刺入皮肉内的深度。一般以既有针感而又不损伤重要脏器为原则。具体操作根据患者的年龄、体形、穴位、病情而灵活确定。

（六）行针与得气

1. 行针　指进针后，为了使患者产生针感并发挥疗效而施行的一定手法。

2. 得气　指针刺时患者产生酸、麻、胀、重等感应或这种感应的传导，施术者感觉针

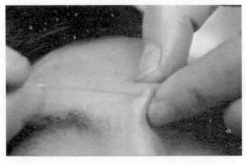
图11-25　平刺

下沉紧。一般得气迅速,疗效好;得气缓慢,疗效较差。

（七）行针的基本手法和辅助手法

1. 基本手法　包括提插法和捻转法(图 11-26)。

（1）提插法:使针由浅层向下刺入深层的操作叫插,从深层向上引退至浅层的操作叫提,如此反复地上下呈纵向运动的行针手法,即为提插法。

（2）捻转法:指将针顺时针、逆时针旋转捻动的操作手法。

2. 辅助手法　行针的辅助手法是行针基本手法的补充,是为了促使针刺后得气和加强针刺感应的操作手法。临床常用的行针辅助手法有以下几种:

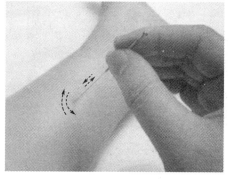

图 11-26　捻转提插

（1）指循法:针刺不得气时,可以用手指顺着经脉的循行径路,在腧穴的上下部轻柔地循按。

（2）刮柄法:毫针刺入肌肤一定深度后,经气未至,以拇指指腹抵住针,用食指或中指指甲由下而上频频刮动针柄(图 11-27)。

（3）弹针法:针刺后在留针过程中,用手指轻弹针尾或针柄,使针体微微振动(图 11-28)。

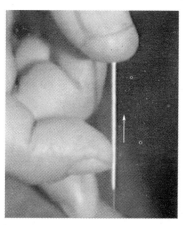

图 11-27　刮柄法

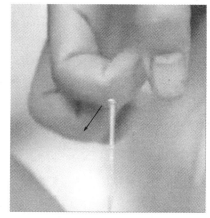

图 11-28　弹针法

（4）震颤法:刺入腧穴后,用刺手持针柄,用小幅度、快频率的提插、捻转手法使针身轻微震颤。

（八）针刺补泻

针刺补泻是通过针刺腧穴,采取适当的手法激发经气补益正气、疏泄病邪,从而调节人体脏腑经络功能,达到阴阳平衡、恢复健康的方法。补泻效果的产生,主要取决于机体的功能状态、腧穴特性、针刺手法三个方面。补法的手法要求进针慢且浅,提插轻,捻转幅度小,留针不捻转,出针后多按揉针孔,适用于虚证;泻法要求进针快且深,提插重,捻转幅度大,留针后多次捻转,出针后不按针孔,适用于实证。

（九）留针与出针

留针与否和留针时间的长短,应依据病情而定。一般的病症只要针下得气,补泻操作

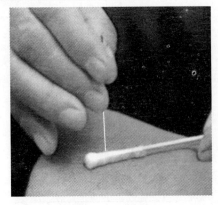

图11-29 出针

完毕即可出针,亦可留针10～30分钟。对一些慢性、顽固性、疼痛性、痉挛性病症,可适当增加留针时间,并作间歇性行针,以增强疗效。出针时,一般以左手拇、食指持消毒棉签按住针孔周围,右手持针轻微捻转并慢慢提至皮下,然后迅速拔出,用干棉球按压针孔,防止出血(图11-29)。最后检查针数,防止遗漏,出针后让患者休息片刻再行活动。

(十) 异常情况的预防和处理

1. 晕针

(1)现象:针刺中患者突然出现精神疲倦,头晕目眩,面色苍白,多汗,心慌,恶心,四肢发冷,甚至神志昏迷,唇甲青紫,脉微欲绝等,称为晕针。

(2)处理:立即将针全部取出。平卧,头稍放低,松开衣领,保暖,轻者给饮热开水或糖开水,静卧片刻即可恢复正常;重者掐人中、合谷、内关,灸百会、关元、气海等穴。必要时,可采用其他治疗或急救措施。

(3)预防:对精神紧张的患者应做好解释工作;体弱者慎刺;过饥、过饱、大汗、大泻、大失血者勿刺;患者体位要舒适耐久,医生的手法不宜过重。

2. 滞针

(1)现象:行针时或留针后,医者感到针下非常滞涩,提插、捻转及出针均感困难,患者感觉局部疼痛。

(2)处理:可在局部按摩,或在针刺附近1～2寸处再刺一针,以缓解肌肉紧张状况即可将针退出。或在滞针穴位附近进行循按,以缓解肌肉的紧张。若因肌纤维缠绕针身所致,可向相反的方向将针小幅度捻转,慢慢退出。

(3)预防:对精神紧张者,要做好解释工作,消除畏针心理;捻转时角度不宜过大,更不能单向捻转。

3. 弯针

(1)现象:针身弯曲,针柄改变了进针时的角度和方向,提插、捻转、出针均感困难且患者感到疼痛。

(2)处理:出现弯针后,不得再行提插、捻转等手法。应根据针身弯曲的方向,顺着弯曲的方向将针缓缓退出;若因体位改变,则应先让患者恢复原来的体位,使肌肉放松,再行退针,切忌强行拔针。

(3)预防:医生手法要熟练,指力要轻巧;患者体位要舒适,勿随意移动,并防止外物碰撞。

4. 断针

(1)现象:行针或出针后,发现针身折断,残端留在患者体内。

(2)处理:嘱患者切勿移动原有体位,以免断端进一步陷向肌肉深层。如断端外露,可用手指或镊子取出;如断端与皮肤相平,可挤压针孔两旁,使断端外露,再取出;若断针完全陷入皮下或肌肉深层,则应在X线下定位,手术取出。

(3)预防:选择质量好的针具;不要将针身全部刺入;行针勿过猛;妥善处理弯针与滞针。

5. 血肿

(1)现象:出针后,局部肿胀疼痛,针刺部位出现皮下出血。

（2）处理：微量的皮下出血或局部小块青紫，一般不必处理，可自行消退。若出血量较多，局部肿胀疼痛较剧，青紫面积较大或出血在重要器官深部者，先做冷敷，加压止血，血止 24 小时后再做热敷，并在局部轻轻揉按，以消散瘀血。

（3）预防：要熟悉解剖位置，避免刺伤大的血管，出针后应按压针孔。

（十一）注意事项

（1）患者过饥、过劳、精神紧张时不宜立即针刺。体质虚弱者，针刺手法不宜过强，并尽量选用卧位。

（2）孕妇的腹部、腰骶部以及能引起子宫收缩的腧穴如合谷、三阴交、至阴等均应禁刺。

（3）小儿囟门未合时，头顶部腧穴不宜针刺。

（4）自发性出血或损伤后出血不止的患者，不宜针刺。

（5）皮肤有感染、溃疡、瘢痕的部位，不宜针刺。

（6）有重要脏器的胸、胁、腰、背等部位腧穴，不宜直刺、深刺。

（7）大血管部位、乳中、脐中禁刺。

二、灸　　法

作为针灸学的重要组成部分，灸法以其独特的临床疗效备受历代医家的青睐，在中医学中占有重要的地位。"针所不为，灸之所宜"为数千年临床实践所证实。灸法不仅具有可靠的疗效，对某些疾病的防治亦显示出其独特的优势，近年来应用灸法保健防病也引起了人们的充分重视。

灸法是借艾火的热力给人以温热刺激，通过经络腧穴的作用，以达到防病治病和保健目的的一种疗法。艾灸法主要以艾绒作为灸料，具有温经通络、行气活血、祛湿逐寒、消肿散结、回阳救逆及防病保健的作用。主要有艾炷灸、艾条灸、温针灸 3 种。

（一）操作方法

1. 艾炷灸　施灸时燃烧的锥形艾团称为艾炷（图 11-30）。大艾炷如蚕豆大小，中等艾炷如黄豆大小，小艾炷如麦粒大小。一个艾炷称一壮。艾炷灸分直接灸和间接灸。

（1）直接灸：将大小适宜的艾炷直接放在腧穴上，点燃施灸。直接灸又分为瘢痕灸（化脓灸）和无瘢痕灸（非化脓灸）。点燃灸炷后，当燃烧剩下 2 / 5 左右，患者微感灼痛时，即另换艾炷再灸，一般灸 3～5 壮，以局部皮肤充血红晕为度，灸后不化脓，也不留瘢痕，称

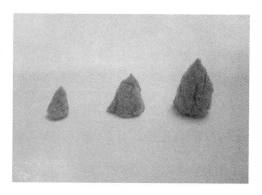

图 11-30　艾炷

无瘢痕灸。施灸时，每壮艾炷必须燃尽，除去灰烬，复加艾炷再灸，一般灸 7～9 壮，灸后局部起疱化脓，愈后留有瘢痕，称瘢痕灸。施行瘢痕灸前必须征得患者同意。

（2）间接灸：艾炷和皮肤之间垫上生姜、蒜片、食盐或附子饼等进行施灸，称间接灸。

隔姜灸：鲜生姜切成 2mm 厚的薄片，用针刺几个小孔，放置在穴位上，再将艾炷置于姜片上点燃，烧至患者有灼痛感，另换艾炷再灸（图 11-31）。

隔蒜灸：方法如隔姜灸，将姜片换成大蒜片。

隔盐灸：用食盐填平肚脐孔，再放艾炷施灸。

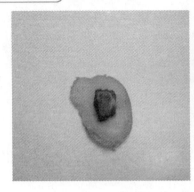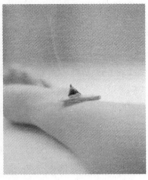

图 11-31　隔姜灸

隔附子饼灸：将附子研末制成药饼，扎几个小孔，放置于穴位上，再将艾炷置于附子饼上施灸。

2. 艾条灸　将艾绒制成艾条或艾卷进行施灸的方法(图 11-32)。可分为温和灸、雀啄灸、回旋灸等。

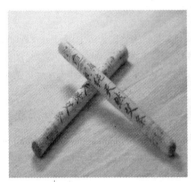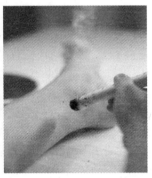

图 11-32　艾条灸

(1) 温和灸：将艾条一端点燃，在距腧穴 2～3cm 高度处进行熏烤，使局部有温热感而无灼痛，一般每穴灸 10～15 分钟，使皮肤红晕为度。

(2) 雀啄灸：施灸时，艾条点燃的一端与施灸部位不固定在一定的位置，像鸟雀啄食一上一下地施灸。

(3) 回旋灸：施灸时，艾条点燃的一端与施灸部位保持一定的距离，左右方向移动或反复旋转施灸。

艾灸正胎位

　　用艾灸至阴穴加膝胸卧位纠正臀位妊娠 63 例。治疗前嘱孕妇排空小便，松解腰带，精神放松，点燃艾条灸至阴穴各 15 分钟，艾条与皮肤间距 2～3cm，温度以使皮肤潮红而不起疱为度，灸后行膝胸位 10～20 分钟，每日 2 次，每治疗 2 日作一次胎位检查，未纠正或者出现反复，继续治疗，直至转为头位妊娠并无反复。结果，治疗 63 例，有效 58 例，无效 5 例，总有效率 92.1%。

3. 温针灸　温针灸是针刺与艾灸结合使用的一种方法，适用于既需要留针，又需要施灸的患者。在针刺得气后留针时，将艾绒捏在针柄上，或用一小段艾条插在针柄上，点燃施灸，使热力通过针身传入体内，其作用是在针刺的基础上，借助艾火的热力温通经络，宣行气血，用以治疗痹痛、痿痹等(图11-33)。

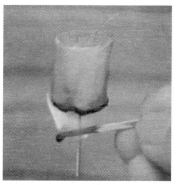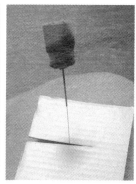

图 11-33　温针灸

（二）适用范围

灸法的适用范围十分广泛,主要适用于阴证、虚证、寒证。个别阳热证,如丹毒、疮疡、痄腮等也可用灸法,此属于温热散结的方法。

（三）禁忌证

实热证及阴虚发热者不宜灸;孕妇的腹部和腰骶部不宜灸;颜面、五官、乳头、大血管等部位不宜灸;空腹、过饱、极度疲劳和对灸法恐惧者慎用灸法。

（四）注意事项

(1) 注意通风,灸时要防止艾火脱落,烧伤皮肤和衣物。

(2) 施灸的顺序,一般是先阳部后阴部,先上部后下部;壮数是先少后多;大小是先小后大。临床需结合病情,灵活应用。

(3) 对颜面、五官和有大血管的部位,不宜采用直接灸。

(4) 施灸后,局部皮肤出现微红、灼热等均属正常现象,无须特殊处理,短时间内即可自行消退。如出现小水疱,如果未擦破皮,可待其自然吸收;若水疱较大,可用消毒毫针将水疱刺破,放出水液,或用注射器将水液抽出,再涂以碘伏,并以无菌纱布敷盖固定。瘢痕灸者,在灸疮化脓期间和灸后1个月内慎做重体力劳动,并保持清洁,防止感染,如感染需及时行外科处理。

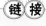

灸法保健

俗话说,若要身体安,三里常不干。因为灸法可温阳补虚,所以灸足三里、中脘可使胃气常盛,而胃为水谷之海,荣卫之所出,五脏六腑皆受其气,胃气常盛,则气血充盈;命门为人体真火之所在,为人之根本;关元、气海为藏精蓄血之所。灸上穴可加强身体抵抗力,使病邪难犯,具有防病保健之功。

第3节　拔罐、刮痧与护理

一、拔　　罐

拔罐,是以罐为工具,通过燃烧、抽气等方法,排除罐内空气,造成负压,使罐吸附于体表应拔部位或穴位,使局部皮肤充血、瘀血,用以防治疾病的一种外治方法。现代各种休闲保健场所,人们已开始应用拔罐法进行养生保健。

(一)罐的种类

罐的种类很多,主要有陶罐、竹罐、玻璃罐、真空罐等,临床常用玻璃罐,一般家庭多选用真空罐。

1. 陶罐　用陶土烧制而成,状如腰鼓,罐口光滑。特点是吸附性强,但不能直接观察到吸附部位皮肤的变化,容易破损。

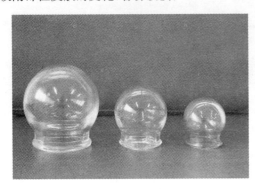

图 11-34　玻璃罐

2. 竹罐　用粗毛竹一端作罐口,另一端留节为底。特点是取材方便,制作简单,但不能直接观察到吸附部位皮肤的变化,吸附力小。

3. 玻璃罐　多用耐热的玻璃加工而成,形如球状,罐口平滑。有大、中、小 3 种型号。特点是质地透明,能直接观察到吸附部位皮肤充血、瘀血的变化及其程度,但容易破碎(图 11-34)。

(二)拔罐方法

常用的拔罐方法主要有火罐法、水罐法、真空抽气罐法和走罐法等。其中火罐最常用,抽气罐法主要用于家庭自我保健。本节主要介绍火罐法。

1. 闪火法　施术者一手拿罐,罐口斜向下,置于施术部位附近,另一手持止血钳或镊子夹住一个 95% 乙醇棉球,点燃在罐内绕 1~2 圈后迅速抽出,并立即将罐扣在应拔部位皮肤上的方法。这种方法比较安全,是常用的拔罐方法。适用于全身各部位。

2. 投火法　施术者一手拿罐,罐口斜向下,置于施术部位附近,另一手将点燃的乙醇棉球或小纸片投入罐内,立即将罐口扣在施术部位皮肤上的方法。这种方法操作时要注意安全,防止烫伤,适用于侧面横拔。

3. 走罐法　又称推罐法。用罐口较光滑的玻璃罐,在罐口或施术部位的皮肤上涂少许医用凡士林等润滑油,当罐吸附后,医者用右手握住罐底,向上下或左右来回推移,直至皮肤潮红、充血或瘀血时,将罐取下。这种方法临床常用于防病治病以及养生保健,适用于面积较大、肌肉较丰厚的部位,如腰背、大腿等处。

(三)起罐方法

罐吸附后 10~15 分钟,局部皮肤充血、瘀血时,即可起罐。起罐时,一手拿罐底,另一手示指或拇指轻轻按压罐口的皮肤,使空气进入罐内,罐即可取下。

(四)适用范围

拔罐法具有消肿止痛、温经活血、祛风散寒等作用,临床常用于以下几个方面:

1. 急慢性疼痛　风湿痹痛,腰背腿痛等。

2. 外感疾病　伤风感冒,头痛等。

3. 肺系疾病　咳嗽,哮喘,咯血等。

4. 胃肠疾病　胃脘痛,腹痛,腹泻,呕吐,消化不良等。

5. 妇儿疾病　痛经,闭经,产后缺乳,小儿疳积等。

6. 外伤科疾病　痈疽初起,乳痈,软组织损伤等。

7. 养生保健。

（五）注意事项

（1）拔罐时,动作要快,部位要准,防止烫伤皮肤。

（2）骨骼突起,毛发过多的部位,以及皮肤溃疡,过敏,水肿,大血管分布之处,均不宜拔罐。

（3）拔罐时,罐的大小要与应拔部位面积大小适宜。

二、刮　痧

刮痧,指用边缘钝滑的硬物器具,蘸以润滑介质,在患者体表一定部位皮肤上反复刮动,使局部皮下出现细小的出血斑点,状如沙粒,达到防治疾病目的的一种外治方法。常用的刮痧器具有钱币、瓷勺、有机玻璃扣、水牛角制成的刮痧板等。刮痧具有调畅气机,疏通经络,清热解毒,解表祛邪,开窍醒神等作用。

（一）适应证

刮痧法临床应用范围广泛。如痧证、中暑、发热、感冒、痢疾、胸闷、头痛、恶心呕吐等疾病。也常用于解除疲劳等保健强身。

（二）禁忌证

患者形体过于消瘦虚弱不宜刮痧;局部皮肤有炎症、损伤或溃烂者不宜刮痧;有出血倾向的患者慎用刮痧;妇女的乳头、孕妇的腹部和腰骶部、心力衰竭者、肾衰患者均禁用刮痧法。

（三）刮前准备

刮痧用物有治疗盘、刮痧板或其他器具,及刮痧介质和毛巾。刮痧介质可用清水、植物油或麻油、凡士林,或加入某些中药如麝香、红花、白芷、血竭等提炼浓缩而成的活血润滑剂,如红花油。

（四）操作方法

刮痧法主要在背部操作,也可在头部、颈部及两侧、胸部与四肢部使用。操作时患者要完全暴露应刮痧的部位;术者先以刮痧工具蘸少量清水,或麻油,或其他润滑剂,刮痧工具与皮肤呈45°,顺单一方向由内向外、向上或向下反复刮动。每一部位一般刮10～20次,以刮出轻微紫红色或紫黑色痧点、斑块为度。当刮具干涩时,需再蘸润滑剂后再刮。

刮痧结束,应协助患者穿衣裤,并整理床单。嘱患者适当饮用白开水、糖水或姜汁,以促进新陈代谢。

（五）注意事项

（1）根据刮痧需要,选择合适的体位。如刮胸部宜仰卧。选择体位的原则是既要方便操作,又要让患者感到舒适。

（2）刮痧的操作顺序是自上而下。即头→颈项→背→腰→腹→四肢。具体操作中,每部位均应从近端向远端刮,或按皮肤肌肉纹理的方向刮。

（3）刮痧时,用力要均匀适中,由轻渐重,以患者能耐受为度。不可来回刮动,不可忽轻忽重。切忌刮破皮肤。

（4）初次刮痧不要强求出痧。再次刮痧应间隔3～6天后或患处无痛感时再实施。每次刮痧时间宜10～15分钟;一般连续7～10次为1个疗程;宜间隔10天再进行下1个疗程。

小结

　　人体的腧穴主要分为十四经穴、经外奇穴、阿是穴 3 类。腧穴常用的定位方法有体表解剖标志定位法、骨度折量定位法、手指同身寸定位法和简便取穴法 4 种,人体常用穴位头颈部有百会、太阳、听宫等穴;腰背部有大椎、中脘、气海、关元等穴;上肢部有合谷、神门、内关等穴;下肢部有足三里、三阴交、至阴等穴。

　　毫针常用的进针方法有指切进针法、提捏进针法、舒张进针法与挟持进针法 4 种。主要的行针手法有提插法和捻转法。临床常见的针刺异常情况有晕针、滞针、弯针、断针和血肿。灸法主要有艾炷灸、艾条灸、温针灸 3 种。临床最常用的拔罐法是闪火法。拔罐法常用于治疗肩背、腰腿病症以及养生保健。拔罐时注意不要烫伤皮肤。刮痧法临床常用于治疗痧证、中暑、发热、感冒等疾病以及保健强身。

自测题

一、选择题

A_1 型题

1. 具有强壮保健作用的穴位是(　　)
　　A. 中脘　　　　　　B. 足三里
　　C. 内关　　　　　　D. 丰隆
　　E. 膻中

2. 艾灸至阴穴可治疗(　　)
　　A. 小儿消化不良　　B. 心动过速
　　C. 心动过缓　　　　D. 胎位不正
　　E. 痛经

3. 常用于昏迷急救的腧穴是(　　)
　　A. 三阴交　　　　　B. 膻中
　　C. 水沟　　　　　　D. 涌泉
　　E. 血海

4. 发生晕针时,应首先(　　)
　　A. 测血压　　　　　B. 饮温开水
　　C. 灸足三里　　　　D. 送急救室
　　E. 全部出针

5. 以下哪些不属于灸法的作用(　　)
　　A. 温经散寒　　　　B. 回阳救逆
　　C. 开窍醒脑　　　　D. 消瘀散结
　　E. 防病保健

二、简答题

1. 患者在针刺过程中出现头晕目眩,面色苍白,出冷汗,心慌,恶心等症状该如何处理?

2. 在艾灸后患者施灸部位皮肤出现小水疱该如何处理?

(李正安)

第12章

推拿疗法及护理

推拿亦称按摩,是人类最古老的医术之一。推拿疗法是中医的外治法,它是以中医基础理论为指导,用手或肢体的其他部位,采用各种特定的技巧动作,按照一定的技术要求直接作用于人体的特定部位,以致经脉疏通,气血调和,气机通畅,调整脏腑功能,从而达到防治疾病目的的一种治疗方法。

第1节　推拿手法

案例12-1

患儿,男性,2岁。就诊时家长主诉患儿出生后缺乳,喂养不当,食欲不佳,甚至拒食,经常生病,时常啼哭,近两周来病情更加严重。查体:患儿面色微黄少华,形体消瘦,精神欠佳,发育、营养都很差。此患儿拒服口服药物。

问题: 1. 该患儿的诊断是什么?
　　　2. 该如何处理?

案例12-2

患者,男性,38岁,工人。一日醒来后,自觉颈部有些酸痛,至午后症状加重,颈部活动不灵。服药后未见好转,即来就诊。检查:颈部无红肿,颈肌紧张,压之觉痛,颈部各方向活动均能引起疼痛。

问题: 1. 此患者是何种疾病?
　　　2. 如何治疗?

一、操作方法基本要求

熟练的手法技术应该具备持久、有力、均匀、柔和四方面的要素,从而达到"深透"作用。持久是指手法能持续运用一定的时间,保持动作和力量的连贯性,不能断断续续;有力是指手法必须具有一定力量,这种力量不是固定不变的,而是根据治疗对象,病证虚实,施治部位和手法性质恰到好处地运用;均匀是指手法动作的节奏性和用力的平稳性,动作不能时快时慢,用力不能忽轻忽重;柔和是指手法动作的温柔灵活及用力的缓和,使手法轻而不浮,重而不滞,不能用死劲蛮力或突发暴力。以上4方面在实际操作中不是分割的,而是相互关联、相互渗透,应一气呵成,这样才能达到"深透"的目的。

二、常用推拿手法

1. **推法**　以指、掌、拳或肘部着力于体表一定部位或穴位上,做单方向的直线或弧形推

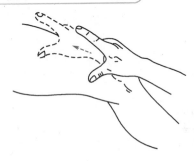

图 12-1　掌根推法

移(图 12-1)。

（1）动作要领：动作要平稳，推进速度要缓慢。推时要紧贴体表，呈单方向直线推移。不可耸肩，不可左右滑动、忽快忽慢。压力要平稳适中，成人推时速度宜缓慢，小儿推时速度宜快。

（2）功效及临床应用：本法具有疏通经络、行气活血、消肿止痛、舒筋缓急、宽胸理气、消瘀散结等作用。临床主要用于头痛，头晕，失眠，腰腿痛，风湿痹痛，胸腹胀满疼痛，痛经，软组织损伤等病症的治疗。

2. 拿法　用大拇指和食指、中指两指，或用大拇指和其余四指作相对用力，在一定部位和穴位上逐渐用力内收，并持续进行一紧一松提捏动作(图 12-2)。

（1）动作要领：沉肩垂肘，腕关节屈曲，以指面为着力部，手指施力需对称，揉捏动作要缓和连绵不断，用力由轻到重，再由重到轻，不可突然用力。

（2）功效及临床应用：本法具有祛风散寒、解表发汗、开窍提神、镇静止痛、缓解肌腱肌肉痉挛等作用。临床主要用于颈项、肩背和四肢，一个部位拿1～3次即可。

3. 按法　按是压的意思，用拇指或掌根等按压体表一定部位，逐渐用力深压，按而留之。

（1）动作要领：沉肩垂肘，肘关节微曲或屈曲；按压方向要垂直，用力平稳，由轻到重，逐渐用力，稳定而持续，使刺激充分透达到机体组织的深部，以耐受

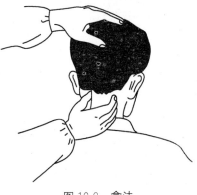

图 12-2　拿法

为度，切忌用迅猛的爆发力，以免产生不良反应，为患者增加不必要的痛苦。

（2）功效及临床应用：本法具有通经活络，解痉散结，放松肌肉及矫正畸形等作用。临床适用于全身各处的穴位。

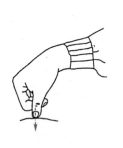
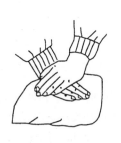
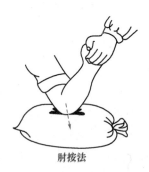

肘按法

图 12-3　按法

4. 摩法　摩是抚摩之意，用手掌面或食指、中指、无名指指面附着于一定的部位上，以腕关节连同前臂作环形的有节律的抚摩(图 12-4)。

（1）动作要领：沉肩、垂肘，肘关节微曲或屈曲。前臂发力，连同腕部做盘旋活动，带动掌指着力部分做缓和协调的环旋抚摩的动作而不带动皮下组织。用力平稳、均匀，不可按压，一般宜先轻后重，摩动时要缓和协调，轻快柔和。顺时针或逆时针方向均可，每分钟频率约定 120 次。

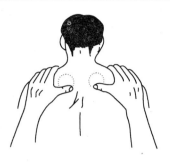

图 12-4 双手拇指回摩法

摩法应用要点

《石室秘录》中说:"摩法不宜急,不宜缓,不宜重,有中和之义施之。"近代则有姜、葱汁、冬青膏、松节油等作为应用摩法时的辅助用药。

(2)功效及临床应用:本法具有理气止痛、消积导滞、健脾和胃、活血化瘀、祛瘀消肿等作用。临床适用于脘腹胀满,胁肋胀痛,食积胀痛等病症。

5.擦法 用手背近小指侧部分,或小指、无名指的掌指关节部分,附着于一定部位上,通过腕关节屈伸外旋的连续动作,使产生的力轻重交替,持续不断地作用于治疗部位上(图 12-5)。

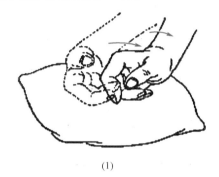

(1)

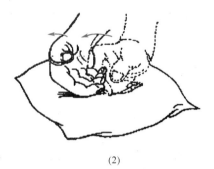

(2)

图 12-5 擦法

(1)动作要领:前臂放松,肘关节微曲约 120°角;手腕放松,掌指关节略屈曲,以手掌小鱼际侧的背部着力,在治疗部位上不断来回滚动;滚动时小鱼际部分要紧贴体表,不要跳动或摩擦,或使手背拖来拖去按摩;用力均匀,动作协调而有节律,不可忽快忽慢,或时轻时重;频率每分钟为 120~160 次。

(2)功效及临床应用:本法具有温通经脉,滑利关节,缓解肌肉、韧带痉挛,促进血液循环,消除肌肉疲劳等作用。临床适用于风湿酸痛,肢麻肢瘫,运动功能障碍等。

擦法的常见用途

擦法在临床上应用时,常根据治疗的需要,配合各种被动运动以及按、拿、捻、搓等辅助手法,具有疏通经络、活血化瘀、松解粘连、理顺筋脉等作用,因此适用于治疗颈、肩、腰、背、臀部及四肢关节等部位的扭挫伤,以及筋脉拘挛、关节强直、肢体瘫痪、疼痛麻木等症。

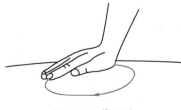

图 12-6 掌揉法

6.揉法 用手掌大、小鱼际、掌根,或手指螺纹面,吸定于一定部位或穴位上,做轻柔缓和的回旋揉动,带动该处的皮下组织(图 12-6)。

(1)动作要领:手腕放松,自然平伸,手指自然分开易于用力;前臂发力,以腕关节连同前臂一起,带动吸定部位的组织一起作回旋动作;用力不可下压,亦不可漂浮;

力量可轻可重,亦可由轻渐重;部位要吸定,不可滑动或摩擦。

(2)功效及临床应用:本法具有活血化瘀、消肿止痛、宽胸理气、消积导滞等作用。临床适用于全身各部的胀、痛。

7. 擦法　用指或掌贴附于一定部位,做较快的直线往返运动,使之摩擦生热(图12-7)。

揉法临床用途

揉法较推法、按法、摩法均用力大些,在施法时带动皮下组织,不是在皮表抚摩。揉法为小儿推拿常用的手法之一。有左揉止吐、右揉止泻之说。

(1)动作要领:沉肩,曲肘,腕伸平,指掌伸直;以肘或肩关节为支点,前臂或上臂主动运动,使手的着力部分在体表做均匀的上下或左右直线往返摩擦移动,使施术部位产生一定的热量;着力部分要紧贴皮肤,压力适度,操作连续不断;施术部位应裸露,擦时速度宜先快后慢,并涂少许润滑剂,以保护皮肤和促进热量深透。

(2)功效及临床应用:本法具有温经通络、祛风除湿散寒、行气活血、消肿止痛、宽胸理气、调理脾胃、温肾壮阳等作用。临床适用于全身各部。

8. 掐法　用指甲竖立着按压穴位,给予强刺激的方法,又称切法,有以指代针之意,所以也称指针法(图12-8)。

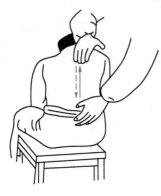

图12-7　擦法

(1)动作要领:术者以拇指端甲缘将力贯注于着力的指端,在需治的部位或穴位上逐渐加大用力,使力达深透为止,重按而掐之,或两指同时用力抠掐,作用力要持续,注意不要掐伤皮肤。应用时,掐后常以揉法继之,以缓和刺激,减轻局部的疼痛反应。

(2)功效及临床应用:本法为重刺激手法之一,可以手代针,具有开窍、醒神、解痉的强刺激作用。临床常用于晕厥,惊风,癫症发作等症的急救。

9. 搓法　用双手的掌面挟住一定部位,相对用力做方向相反的来回快速搓揉,并同时上下往返移动,即双掌对揉的动作。

(1)动作要领:沉肩,垂肘,腕部微背伸,手指自然伸直,两手用力要对称,动作要协调,搓动要快,移动要慢(图12-9)。

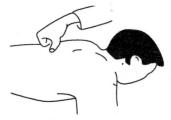

图12-8　掐法

(2)功效及临床应用:本法具有调和气血、舒筋通络、疏肝理气、放松肌肉、消除疲劳等作用。临床常用于肢体酸痛,关节活动不利及胸胁迸伤等病症的治疗,一般常作为推拿的结束手法使用。

10. 拨法　用手指按在穴位上或一定部位上,适当用力压至患者有酸胀感时,再做与肌纤维垂直方向的来回拨动(图12-10)。

(1)动作要领:拇指伸直或微曲,以指端着力,余四指置一旁以助力,拇指适当用力点压至一定深度,待有酸胀感时,再做与肌纤维、肌腱、韧带或经络经筋成垂直方向的单向或来回拨动。

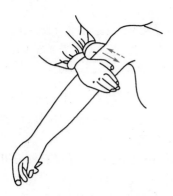

图12-9　搓法

（2）功效及临床应用：本法具有解痉止痛，对松解软组织粘连有一定作用。临床用于全身肌肉、肌腱、韧带的粘连和痉挛等病症。

11. 捻法　用拇指和食指的指腹相对捏住一定部位，稍用力作对称的如捻线状的快速捻搓。

（1）动作要领：用拇指、食指螺纹面捏住一定部位，两指相对作搓揉动作。操作时动作要灵活、快速，用劲不可呆滞（图12-11）。

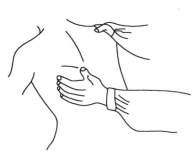

图 12-10　拨法

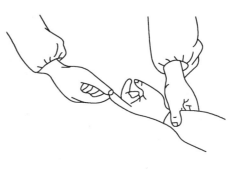

图 12-11　捻法

（2）功效及临床应用：本法具有疏通关节，使气血通畅的作用。临床用于指趾小关节及浅表肌肤部位。

12. 抖法　用双手或单手握住受术者肢体远端，用力做缓缓的连续不断的小幅度的上下抖动。

（1）动作要领：嘱受术者放松患肢，操作者不可屏气，抖动的幅度要由小缓慢增大，频率要快，抖动所产生的抖动波应从肢体远端传到近端（图12-12）。

（2）功效及临床应用：本法具有调和气血、舒筋活络、放松肌肉、滑利关节等作用。临床常用于四肢、腰部疼痛性疾患的辅助治疗手法。

13. 拍法　五指并拢，掌指关节微屈，形成空心虚掌，有节奏地拍打施术部位。

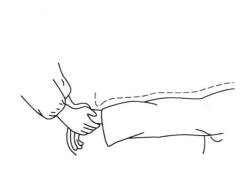

图 12-12　抖法

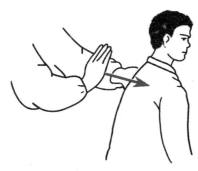

图 12-13　拍法

（1）动作要领：上肢放松，肘关节微屈，腕部放松，前臂主动运动，上下挥臂平稳而有节奏用虚掌拍击体表，力量通过放松的腕关节传递到掌部，使刚劲之力化为柔和之力。拍打后迅速提起，不要在拍打部位停顿，用力宜先轻后重，可单手操作，亦可双手同时操作。

链接

推拿基本手法

公元1369年，明初，太医院将推拿列置为十三科之一，明朝周于蕃氏创造性地将推拿手法分为按、摩、掐、揉、推、运、搓、摇等八法，至今仍沿用它，称为推拿基本手法。

(2)功效及临床应用:本法具有消除疲劳、解痉止痛、活血通络等作用。临床常用于治疗慢性劳损、急性扭伤、腰椎间盘突出症等病症。

第2节 推拿治疗

一、常用推拿介质的种类和作用

1. 推拿介质的种类　常用的推拿介质有:药膏、油剂、药水、药酒、粉剂等。
2. 推拿介质的作用　①便于手法操作,增强手法作用;②利用药物的作用,提高治疗效果;③有润滑作用,保护皮肤。

推拿介质的发展

先秦时期《五十二病方》记载了最早的推拿介质——发灰,用以按压止血等。东汉医学简牍载"千金膏药方",用猪油和蛋黄为赋形剂,成为史载第一张摩膏方。其后历代医书均有应用推拿介质的记载,至清代吴师机著《理瀹骈文》,将药摩等中医外治法进行全面总结,并有创新和提高,记载了大量药摩法和推拿介质。

二、推拿的适应证和禁忌证

1. 推拿的适应证　非常广泛可适于骨伤科、内科、妇科、外科、儿科等的多种疾病。
2. 推拿的禁忌证　①诊断不明确的急性脊柱损伤或伴有脊髓症状者;②各种骨折、骨结核、骨髓炎、骨肿瘤、严重的老年性骨质疏松症;③严重心、脑、肺、肾等器质性疾病或体质过于虚弱者;④各种急性传染病,如肝炎、肺结核;⑤有出血倾向或血液病者;⑥治疗部位有严重皮损或皮肤病者;⑦经期女子、孕妇腰骶及腹部;⑧精神病者,不能配合者。

三、临床常见病的推拿治疗

常见病证的推拿治疗

病症	推拿选穴	推拿步骤
颈椎病	大椎、肩井、肩中俞、天宗 手三里、风池、百会	(1)患者坐位,医者先按揉以上所取诸穴。 (2)一指禅推法于肩部,约4分钟。 (3)㨰法施于肩背部,配合肩关节被动上举、外展、旋内、旋后等运动,约8分钟。 (4)拿法施于肩关节及臂部。 (5)摇肩关节,幅度由小到大。 (6)术者双手握住患者腕关节,由下到上提抖肩关节。
急性腰扭伤	命门、肾俞、大肠俞、腰阳关 委中、肩井、阿是穴	(1)取俯卧位,先按揉疼痛周围部位,然后再逐渐到阿是穴,手法由轻到重。 (2)㨰法施于腰部,由周围到疼痛局部,可配合腰部后伸被动运功。 (3)按揉肾俞、大肠俞、委中穴。 (4)擦热骶棘肌。 (5)中药温热敷患部。

病症	推拿选穴	推拿步骤
落枕	天突、缺盆、风池、风府、大椎、肩井、天宗、列缺、阿是穴	(1) 患者坐位,医者立于身后,先按揉以上所取诸穴,以酸胀为度。 (2) 一指禅推患侧,沿颈项部至肩部,约 4 分钟。 (3) 㨰法施于颈项部及肩部,配合颈椎前屈、后伸、侧屈、左右旋转等被动运动,约 6 分钟。 (4) 拿风池、颈项及肩井。 (5) 颈椎斜扳法,患者头部略向前屈,医者一手抵住患者头侧后部,一手抵住对侧下颏部,使头向一侧旋转至最大限度时,两手同时用力作相反方向的扳动。
肩周炎	肩髃、肩贞、天宗、秉风、曲池、合谷	(1) 患者坐位,医者先按揉以上所取诸穴。 (2) 一指禅推法于肩部,约 4 分钟。 (3) 㨰法施于肩背部,配合肩关节被动上举、外展、旋内、旋后等运动,约 8 分钟。 (4) 拿法施于肩关节及臂部。 (5) 摇肩关节,幅度由小到大。 (6) 术者双手握住患者腕关节,由下到上提抖肩关节。
腰肌劳损	疼痛部位及其周围穴位	(1) 患者俯卧位,施㨰法于患部及其周围,配合抬腿被动运动。 (2) 按揉患部及周围穴位。 (3) 擦法施于患部及其周围。
慢性胃炎	中脘、天枢、气海、肝俞、脾俞、胃俞、肩井、手三里、内关、足三里	(1) 患者取仰卧位,医生坐于病床右侧,先施一指禅推法于中脘、天枢、气海,往返操作 10 分钟左右,使热量深透于胃腑。然后用按、揉法于中脘、气海、天枢、足三里,以达到酸胀感为度。 (2) 患者取俯卧位,医者用一指禅推法于脾俞、胃俞、三焦俞,然后用较重的指按、揉法于肝俞、脾俞、三焦俞,上下往返操作 5 分钟。
头痛	印堂、头维、太阳、鱼腰、百会、风池、风府、风门、肺俞、合谷	(1) 患者取坐位,医生站于前,用一指禅推法自印堂穴开始,向上沿前额发际至头维、太阳、鱼腰、攒竹,再回至印堂穴,往返 3～5 遍。 (2) 患者取坐位,医生以大拇指推两侧桥弓 1～2 分钟,然后抹前额,按睛明、迎香、人中、承浆穴,再用扫散法于头部侧面的头维、率谷、角孙等穴,最后用五指拿法于头部的督脉、两侧膀胱经和胆经,由前向后拿 3～5 遍。 (3) 按百会,拿风池、风府、肩井而结束。
慢性结肠炎	中脘、天枢、关元、气海、脾俞、胃俞、大肠俞、大肠俞、八髎	(1) 患者取仰卧位,医者坐于患者右。先用一指禅推法于中脘、天枢、关元、气海穴,往返 2～3 遍,然后改用摩法,以脐为中心顺时针方向摩 5～8 分钟。

病症	推拿选穴	推拿步骤
		（2）患者取俯卧位，医生施一指禅推法于脾俞、胃俞、大肠俞、上次髎穴约5分钟，然后用按揉法于上述诸穴，以酸胀感为度。横擦大肠俞、八髎穴，以透热为度。
腕关节扭伤	阿是穴、阳溪、阳谷、阳池、大陵、列缺	（1）患者取坐势，医者先以按法作用于有关穴位，然后在损伤部施予轻快的揉法，约8分钟。 （2）徐缓而小幅度地拔伸腕关节，并在拔伸过程中作腕关节小幅度伸屈、内外旋等被动运动。 （3）擦法作用于患处，以透热为度。 （4）可配合热敷。
腰椎间盘突出症	腰骶部、下肢、阿是穴	（1）患者俯卧位，医生施㨰法于腰臀患肢部，边㨰边配合腰后伸被动运。然后按揉腰骶部及患肢穴位，并用双手掌重叠，有节奏按压腰部，使腰部震动。接着作双下肢后伸扳，使腰部充分过伸。 （2）患者侧卧位，医生左右两侧施用腰部斜扳法。 （3）患者仰卧位，医生作被动直腿抬高患肢。 （4）患者俯卧位，医生施㨰法于腰臀双下肢，以放松肌肉，改善局部症状。最后擦热腰骶部。
痛经	气海、关元、八髎、小腹部任脉穴位	（1）腹部操作：患者取仰卧位，摩腹10分钟，然后用一指禅推法在气海、关元及小腹部任脉穴位治疗。 （2）骶部操作：患者取俯卧位，用㨰法施于腰骶部，再按揉八髎穴，以酸胀为度。最后，用擦法于八髎穴，以透热为度。

小结

　　推拿法是中医的常用外治法，临床治疗范围极广。手法操作应把"持久、有力、均匀、柔和"4方面的要素有机联系，在实际操作中一气呵成，从而达到"深透"目的。常用的基本手法有推法、拿法、按法、摩法、㨰法、揉法、擦法、掐法、搓法、拔法、捻法、抖法、拍法等，每一种手法都必须掌握其动作要领、功效及临床应用范围。并了解推拿的适应证和禁忌证，充分发挥推拿法在临床上的疗效。

自 测 题

A₁ 型题

1. 摩法操作时应以哪个部位为中心（　　）

　　A. 肩关节　　　　　　B. 肘关节

　　C. 腕关节　　　　　　D. 指掌关节

　　E. 指间关节

2. 擦法的运动形式是（　　）

　　A. 单向直线　　　　　B. 往返直线

　　C. 环形　　　　　　　D. 弧线

E. 不确定

3. 推法的应用范围是（　　）

　　A. 头面部　　　　　　B. 胸腹部

　　C. 四肢部　　　　　　D. 腰背部

　　E. 以上各部

4. 以下手法最常用于上肢部的是（　　）

　　A. 搓法　　　　　　　B. 抹法

　　C. 擦法　　　　　　　D. 摩法

E. 推法

5. 有关按法的表述,不正确的是(　　)

A. 可用拇指指端按压

B. 可用拇指指腹按压

C. 可用掌部按压

D. 操作时可边按边移

E. 常与揉法组成复合手法

6. 拿法可以看成一种复合手法,除哪一项外皆可应用拿法(　　)

A. 颈项部　　　　　B. 上肢部

C. 下肢部　　　　　D. 胸胁部

E. 肩部

7. 捻法一般适用于(　　)

A. 肩关节　　　　　B. 肘关节

C. 指间关节　　　　D. 膝关节

E. 踝关节

8. 不属介质作用的是(　　)

A. 提高治疗效果　　B. 便于手法操作

C. 医者可以省力　　D. 增强手法

E. 保护患者的皮肤

（王　燕）

实 践 指 导

实践一　毫针针刺手法

【实践目的】

1. 掌握毫针刺法的基本操作程序。

2. 掌握毫针刺法的基本操作方法。

3. 熟悉毫针刺法进针的角度和深度。

4. 体会针感。

【实践课时】2学时。

【实践场地】示教室。

【实践准备】

1. 不同规则的毫针,75%乙醇棉球,干棉球,治疗盘,镊子。

2. 学生自备纸垫,棉团。

【实践方法】

1. 教师示教。

2. 学生分组练习。

【实践过程】

1. 带教老师分别在纸垫、棉团上进行练针示教。

2. 学生进行纸垫、棉团练针。

(1) 纸垫练针:左手拿纸垫,右手持针,直刺,待针尖进入纸垫后,拇、示指逐渐加力。然后出针,再针入,如此反复练习。

(2) 棉团练针:左手拿棉团,右手持针,反复进行进针、行针、出针的手法练习。不断改变针刺角度和行针手法,体会直刺、斜刺、平刺、提插、捻转等手法。

3. 带教老师做人体穴位针刺的示教。

4. 学生2人一组模拟术者和患者相互进行人体穴位试针练习。

(1) 选取穴位:曲池、内关、三阴交、足三里等穴。

(2) 选取、检查针具;选择合适的毫针;检查针尖是否有钩,针身有无锈蚀、弯曲;针柄与针身之间有无锈蚀、松动等。

(3) 消毒:术者手指,患者穴位的皮肤均用75%乙醇棉球消毒。并对针刺用毫针进行常规消毒。

(4) 进针:采用单手进针法,将毫针快速刺入皮肤。

(5) 行针:分别采用提插、捻转等手法,找寻针感。

(6) 出针:迅速出针,然后用消毒干棉球按压针孔一会儿,以防出血。

【实践注意事项】

1. 实践过程中要树立无菌观念。特别是进行人体穴位试针时,对针具、术者手指,患者皮肤均应进行严格消毒。

2. 在人体穴位试针练习时,要仔细体会针感,注意体会针刺的角度、深度、方向与针感的关系。

3. 预防和及时处理针刺异常情况的发生。

【效果评价】

1. 针刺取穴的准确程度。

2. 进针、行针、出针手法操作的熟练程度。

实践二 艾灸法与拔罐法

【实践目的】

1. 掌握艾炷灸、艾条灸、温针灸的基本操作方法。

2. 掌握拔罐法中投火法、闪火法、走罐法的基本操作方法。

【实践课时】2 学时。

【实践场地】示教室。

【实践准备】

艾绒,艾条,不同规则的毫针,生姜片,食盐,大、中、小号玻璃罐,止血钳,酒精灯,凡士林,火柴,治疗盘,75％乙醇棉球,95％乙醇棉球。

【实践方法】

1. 教师示范。

2. 学生分组练习。

【实践过程】

（一）艾灸法练习

1. 带教老师分别进行艾炷灸、艾条灸、温针灸的示教。

2. 学生 2 人一组,模拟术者和患者,在教师指导下,相互进行艾灸法的操作练习。

（1）艾炷灸:①无瘢痕灸:将艾炷放在患者施术部位的皮肤上,点燃。待被灸者皮肤有灼热感,取下燃烧的艾炷。施灸 2 壮。②隔姜灸:生姜片厚约 0.3cm,用针扎孔数个,置于患者施术部位上,将艾炷放在生姜片中心,点燃,若艾炷快燃尽,将生姜片提起。施灸 2 壮。

（2）艾条灸:将艾条的一端点燃,对准所选腧穴处皮肤 2～3cm 熏灼,以局部皮肤红晕为度。

（3）温针灸:术者先将毫针刺入选定穴位,得气后,再将艾绒搓团紧紧缠于针柄上,或将艾条截成长约 2cm 左右,插在针柄上,点燃施灸,施灸完毕,用止血钳出针,并用干棉球压针孔片刻。

（二）拔罐法练习

1. 带教老师分别进行闪火法、投火法、走罐法的示教。

2. 学生 2 人一组,模拟术者和患者,在教师指导下,相互进行拔罐的操作练习。

（1）闪火法:患者俯卧或坐位。术者左手持玻璃罐,罐口朝右,右手用止血钳夹住一个 95％乙醇棉球,在酒精灯上点燃后,伸入罐内壁中段绕一两圈后退出,迅速将罐扣于施术部位,使罐吸附在皮肤上。

（2）投火法:患者坐位或俯卧位。术者左手持玻璃罐,罐口朝上,右手用止血钳夹住一个 95％乙醇棉球或纸片,点燃后投入罐内,迅速将罐扣于施术部位,使罐吸附在皮肤上。

（3）走罐法:患者俯卧。术者在罐口涂上凡士林,左手持玻璃罐,罐口朝右,右手用止血钳夹住一个 95％乙醇棉球,用闪火法将罐吸附在皮肤上后,立即手握罐底缓慢向上下或左右来回用力推动,至皮肤潮红。

【实践注意事项】

1. 艾灸操作应防止灰烬烫伤皮肤,烧坏衣服等物品。

2. 闪火法拔罐时,乙醇棉球在罐内燃烧时间不宜太长,以免烫伤皮肤。

3. 投火法拔罐时,燃烧物在罐内燃烧时间不宜太长,罐口也不能朝下,以防烫伤皮肤。

4. 注意防火。

【效果评价】

1. 艾灸、拔罐部位的准确程度。

2. 艾灸、拔罐时操作方法的熟练程度。

实践三　推拿手法

【实践目的】

1. 掌握推拿常用手法的动作要领。

2. 熟练进行推拿常用手法的操作。

【实践课时】2学时。

【实践场地】示教室。

【实践器材】

推拿床、沙袋、治疗巾、滑石粉等。

【实践方法】

1. 教师示教。

2. 学生沙袋上练习。

3. 学生分组在人体上练习。

【实践过程】

1. 学生在沙袋上练习常用手法。

2. 带教老师作常用手法操作的分解示教。

3. 学生2人一组分别扮演术者和患者,相互进行常用推拿手法的动作要领与操作练习。

【实践注意事项】

擦法练习宜使用润滑剂。

【效果评价】

1. 常用手法的熟练程度,动作是否协调规范。

2. 操作手法是否做到均匀、持久、有力、柔和。

主要参考文献

高学敏 . 2007. 中药学 . 第 2 版 . 北京 : 中国中医药出版社

郭靠山 . 2006. 中医诊断学 . 北京 : 中国中医药出版社

郭振球 . 2001. 中医诊断学 . 长沙 : 湖南科学技术出版社

贾春华 . 2010. 中医护理学 . 第 2 版 . 北京 : 人民卫生出版社

李家邦 . 2008. 中医学 . 第 7 版 . 北京 : 人民卫生出版社

李正安 . 2007. 中医护理学 . 上海 . 上海科学技术出版社

廖如蓉 , 熊晓玲 . 2007. 中医护理 "三基" 知识问答 . 成都 : 四川科学技术出版社

刘桂瑛 . 2010. 中医护理学 . 北京 : 科学出版社

明广奇 . 2009. 中医学基础 . 第 2 版 . 北京 : 科学出版社

申惠鹏 . 2010. 中医护理 . 第 2 版 . 北京 : 人民卫生出版社

王洪图 . 2000. 内经选读 . 上海 : 上海科学技术出版社

伍利民 , 巨守仁 , 蒋琪 . 2008. 中医学基础 . 第 2 版 . 北京 : 科学出版社

伍利民 . 2007. 中医学基础 . 北京 : 科学出版社

奚中和 . 2001. 中医学概要 . 第 3 版 . 北京 : 人民卫生出版社

姚军汉 . 2004. 中医护理基础 . 北京 : 科学出版社

张先庚 . 历代中医护理古籍荟萃 . 2010. 北京 : 中医古籍出版社

周琦 . 2007. 中医护理基础 . 第 2 版 . 北京 : 科学出版社

朱文锋 . 2002. 中医诊断学 . 北京 : 中国中医药出版社

全国护士执业资格考试编写委员会 . 2011. 全国护士执业资格考试指导 . 北京 : 人民卫生出版社

中医护理基础教学基本要求

（54 课时）

一、课程性质和任务

中医护理基础是中、高等职业技术学校护理、助产专业的一门专业和基础课程。主要内容包括绪论、阴阳五行、藏象、经络、病因病机、诊法、辨证、防治原则与养生、中医一般护理、针灸、推拿等内容。其任务是系统阐述中医学的基本理论和基本技能，使学生掌握中医学关于人体的生理、病理、疾病防治、护理、养生等知识和技能。为学生今后的临床护理职业奠定基础。

二、课程教学目标

1. 知识教学目标

(1) 掌握中医护理学的基本特点、藏象、病因、诊法、辨证等主要内容。

(2) 理解中医阴阳学说、防治原则、方药基本知识、中医一般护理。

(3) 了解中医护理学发展概况、经络以及针灸疗法、推拿疗法的内容。

2. 能力培养目标

(1) 能运用中医护理学基础知识解释人体生理、病理现象的能力。

(2) 能运用中医辨证知识指导临床护理工作。

(3) 学会中医护理操作技术的操作方法。

(4) 学会中药的煎煮方法和中药给药规则。

3. 素质教育目标

(1) 通过学习中医护理学理论知识，培养辨证唯物主义思想观，弘扬中医药文化观。

(2) 具有良好的职业道德修养、行为规范和人际沟通能力。

(3) 培养用中、西医两种医学理论分析、解决护理问题的思维习惯。

三、教学内容和要求

教学内容	了解	熟悉	掌握	教学活动参考	教学内容	了解	熟悉	掌握	教学活动参考
一、绪论				理论讲授	2. 阴阳学说的基本内容		√		
（一）中医护理学发展简史	√			多媒体演示	3. 阴阳学说在中医学中的应用	√			
（二）中医护理学的基本特点			√	讨论	（二）五行学说				
二、阴阳五行学说				理论讲授	1. 五行的基本概念			√	
（一）阴阳学说				多媒体演示	2. 五行学说的基本内容		√		
1. 阴阳的基本概念			√	讨论					

教学内容	教学要求			教学活动参考	教学内容	教学要求			教学活动参考
	了解	熟悉	掌握			了解	熟悉	掌握	
3. 五行学说在中医学中的应用	✓				3. 七情		✓		
三、藏象学说				理论讲授	4. 饮食、劳逸	✓			
(一)五脏			✓	多媒体演示	5. 痰饮、瘀血		✓		
(二)六腑			✓	讨论	(二)病机				
(三)脏腑之间的关系	✓				1. 邪正相单		✓		
(四)精、气、血、津液					2. 阴阳失调		✓		
1. 精	✓				六、病情观察				理论讲授
2. 气			✓		(一)病情观察的方法与要求				多媒体演示
3. 血			✓		1. 望诊	✓			讨论
4. 津液			✓		2. 闻诊	✓			
5. 精气血津液之间的关系	✓				3. 问诊	✓			
四、经络				理论讲授	4. 切诊	✓			
(一)经络的基本概念和经络系统的组成				多媒体演示	(二)病情观察的主要内容				
1. 经络的基本概念	✓			讨论	1. 望神		✓		
2. 经络系统的组成	✓				2. 望面色		✓		
(二)十二经脉					3. 望情态	✓			
1. 十二经脉的命名		✓			4. 望舌			✓	
2. 十二经脉的走向与交接规律	✓				5. 听声音	✓			
3. 十二经脉的循行部位	✓				6. 观察排泄物	✓			
4. 十二经脉的表里络属规律	✓				7. 问寒热		✓		
(三)奇经八脉		✓			8. 问汗	✓			
(四)经络的生理功能		✓			9. 问疼痛		✓		
五、病因病机				理论讲授	10. 问饮食口味	✓			
(一)病因				多媒体演示	11. 问大、小便	✓			
1. 六淫		✓		讨论	12. 问睡眠		✓		
2. 疫疠		✓			13. 问经带胎产		✓		
					14. 辨脉象	✓			
					七、辨证				理论讲授
					(一)八纲辨证				多媒体演示
					1. 表里辨证			✓	讨论
					2. 寒热辨证			✓	
					3. 虚实辨证			✓	
					4. 阴阳辨证			✓	

教学内容	了解	熟悉	掌握	教学活动参考	教学内容	了解	熟悉	掌握	教学活动参考
(二)脏腑辨证	✓				8. 止血类中药、方剂与中成药	✓			
(三)卫气营血辨证	✓				9. 活血化瘀类中药、方剂与中成药		✓		
八、防治原则与养生				理论讲授 多媒体演示 讨论	10. 化痰止咳平喘类中药、方剂与中成药		✓		
(一)预防					11. 平肝息风类中药、方剂与中成药	✓			
1. 未病先防		✓			12. 安神类中药、方剂与中成药			✓	
2. 既病防变		✓			13. 补虚类中药、方剂与中成药			✓	
(二)治则					十、中医一般护理				理论讲授 多媒体演示 讨论
1. 治病求本		✓			(一)生活起居护理				
2. 扶正祛邪	✓				1. 生活起居护理的原则		✓		
3. 调整阴阳	✓				2. 生活起居护理的方法		✓		
4. 三因制宜	✓				(二)饮食护理				
(三)养生					1. 饮食护理的原则		✓		
1. 养生的基本原则	✓				2. 常用饮食护理的方法		✓		
2. 养生的主要方法		✓			3. 饮食宜忌	✓			
九、中药方剂基本知识				理论讲授 多媒体演示 讨论	(三)情志护理				
(一)中药基本知识					1. 情志护理的原则				
1. 中药的性能	✓				2. 情志护理的方法		✓		
2. 中药的用法		✓			(四)用药护理				
(二)方剂基本知识					1. 中药汤剂煎煮法			✓	
1. 方剂的组成原则与变化	✓				2. 中药给药规则			✓	
2. 方剂剂型	✓				3. 中药内服及护理		✓		
(三)常用中药、方剂与中成药					十一、针灸疗法及护理				理论讲授 多媒体演示 标本、模型演示 实践操作
1. 解表类中药、方剂与中成药			✓		(一)腧穴概述				
2. 清热类中药、方剂与中成药			✓		1. 腧穴的分类		✓		
3. 泻下类中药、方剂与中成药		✓			2. 腧穴的主治作用		✓		
4. 祛风湿类中药、方剂与中成药	✓				3. 腧穴的定位方法	✓			
5. 温里类中药、方剂与中成药	✓				4. 常用腧穴		✓		
6. 理气类中药、方剂与中成药	✓								
7. 消导类中药、方剂与中成药	✓								

教学内容	教学要求			教学活动参考	教学内容	教学要求			教学活动参考
	了解	熟悉	掌握			了解	熟悉	掌握	
(二)针灸法与护理					2. 刮痧	√			理论讲授 多媒体演示
1. 针法			√		十二、推拿疗法及护理				
2. 灸法		√			(一)推拿手法	√			
(三)拔罐、刮痧与护理					(二)推拿治疗			√	
1. 拔罐			√						

四、说　明

（一）适用对象与参考学时

本教学基本要求可供护理、助产专业使用,共 54 学时。其中护理教学 48 学时,实践教学 6 学时。

（二）教学要求

（1）本课程对理论教学部分要求有掌握、理解、了解 3 个层次。掌握:是指对中医护理学中所学的基本知识,基本理论具有深刻的认识,并能综合、灵活的运用所学的知识,分析、解决实际问题;熟悉:是指能够理解、领会概念、原理的基本含义,并会应用所学技能;了解:是指对中医护理基本知识、基本理论能够简单理解,记忆所学的知识。

（2）本课程突出以培养能力为本位的教学理念,在实践技能方面分为 2 个层次。熟练掌握是指能够独立,准确的完成中医护理技能操作。学会,是指能够在教师指导下完成的各项中医护理技能操作。

（三）教学建议

（1）中医护理教学中积极采用标本、模型和多媒体教学,加强直观教学,充分发挥教师的主导作用,激发学生的学习主动性,注重理论联系实际,以启迪学生的思维,加深对教学内容的理解和掌握,并培养学生的分析问题与解决问题的能力。

（2）中医护理实践教学中要充分利用教学资源,结合挂图、标本、模型、活体及多媒体,通过示教、情景教学、见习、实践训练等多种教学形式,突出学生动手能力和实际操作能力的培养。

（3）中医护理课程的考核宜采用期末理论测试和平时实践操作考核相结合的方法。突出对学生进行学习能力,实践能力和应用新知识能力的综合考核,以期达到教学目标。

（四）学时分配建议

本课程学时分配建议如下。

序号	教学内容	学时数		
		理论	实践	合计
1	绪论	2	0	2
2	阴阳五行学说	2	0	2

序号	教学内容	学时数		
		理论	实践	合计
3	藏象学说	6	0	6
4	经络	2	0	2
5	病因病机	4	0	4
6	病情观察	6	0	6
7	辨证	4	0	4
8	防治原则与养生	2	0	2
9	中药方剂基本知识	6	0	6
10	中医一般护理	6	0	6
11	针灸疗法及护理	6	4	10
12	推拿疗法及护理	2	2	4
合计		48	6	54

自测题参考答案

第 1 章

1. B 2. C 3. D 4. B 5. B 6. B 7. D

第 2 章

1. C 2. E 3. B 4. D 5. A 6. D 7. C

8. B 9. E 10. C 11. A 12. B

第 3 章

1. D 2. C 3. D 4. C 5. A 6. E 7. B

8. D 9. A 10. B 11. B 12. D 13. A

14. A 15. B 16. B 17. C 18. D 19. E

20. A 21. C 22. B 23. C 24. D 25. E

第 4 章

1. D 2. A 3. C 4. C 5. C 6. C 7. C

8. D 9. C 10. D

第 5 章

1. C 2. D 3. A 4. C 5. B 6. A 7. D

8. D 9. B 10. D 11. D 12. A 13. B

14. A 15. C

第 6 章

1. C 2. D 3. A 4. C 5. B 6. A 7. D

8. D 9. B 10. D 11. D 12. A 13. B

14. A 15. C 16. A 17. B 18. C

第 7 章

1. D 2. B

第 8 章

1. B 2. C 3. E

第 9 章

1. C 2. A 3. C 4. B 5. D 6. D 7. D

8. E 9. B 10. A

第 10 章

1. D 2. C 3. D 4. A 5. B 6. C 7. C

8. A 9. E 10. E

第 11 章

1. B 2. D 3. C 4. E 5. C

第 12 章

1. C 2. B 3. E 4. A 5. D 6. D 7. C 8. C